U0220041

好医生是如何炼成的
——医学名家论"病·人"

方益昉　郎景和　主编

上海科学技术出版社

图书在版编目（ＣＩＰ）数据

好医生是如何炼成的：医学名家论"病·人" / 方
益昉，郎景和主编. -- 上海：上海科学技术出版社，
2022.6

ISBN 978-7-5478-5694-9

Ⅰ．①好… Ⅱ．①方… ②郎… Ⅲ．①医务道德
Ⅳ．①R192

中国版本图书馆CIP数据核字(2022)第094066号

好医生是如何炼成的
—— 医学名家论"病·人"

方益昉　郎景和　主编

上海世纪出版(集团)有限公司
上海 科 学 技 术 出 版 社 出版、发行
（上海市闵行区号景路159弄A座9F-10F）
邮政编码201101　　www.sstp.cn
上海盛通时代印刷有限公司印刷
开本 787×1092　1/16　印张 15.25　插页 2
字数 190千字
2022年6月第1版　2022年6月第1次印刷
ISBN 978-7-5478-5694-9 / K·42
定价：59.00元

序言

　　益昉先生嘱我作序。诚如书名《好医生是如何炼成的——医学名家论"病·人"》，我作序旨在解（xiè）开"病人"，解（jiě）读"病人"。这也应该是本书的命题和主题。

　　疾病怎么能与人体分开呢？人生了病，病长在人身上。但谁都知道，同样一种病，在不同人身上，就会有不同的表现。我们教书或指导年轻医师时会强调：教科书上描述的"典型"表现，在临床实践中是"最不典型"者。书上或文献上通常讲手术或者治疗的适应证和禁忌证，是说某种疾病适应或禁忌于某种手术或某种治疗。但实际上，也失之偏颇，因为这里只考虑了病与法这两个因素，而且只是"物"；还有两个因素，即医生和病人，此乃重要的两个"人"！完整的叙述和实施是：这位病人罹患的这种病是否适合这个医生和其给予的医法。只有四个因素完全契合才是最佳的选择和适应证，若有一项不适合，都应作出调整和更换。

　　这便是病与人的分别，这种分别考虑不是将其割裂，而是将其周全弥合。这便是我们行医、做事、为人的三原则：通天理、近人情、达国法——对于我们，天理者，就是疾病的发生、发展规律与过程；人情者，就是病人的思想、感情、意愿与要求、家庭与社会背景等；国法者，上至国家法令政策，下至疾病的诊治原则、规范、技术路线、方法与技巧等。这也正是医疗实践与医学研究的科学性和人文性。因此，本书的书名独具新意，本书的内容源其根本。

如果将道理简单化，则如英国著名手术大师维克托·邦尼（Victor Bonney）所说：我们都好比是裁缝，但我们不能定做制服，而是要量体裁衣。

因此，我们将根据不同的人，给予其最适合的诊断与治疗，最适合的，就是最好的。正是：最好的选择是最初的选择，最初的选择是最好的选择（The best choice is the first choice. The first choice is the best choice.）。当然，这里是仁慈与关爱、哲学与理念，没有技术傲慢、没有金钱傲慢、没有权力傲慢。

仔细推敲书的内容是令人振奋的，广泛而深入，似可以囊括为九大类（九为大也）：现今与历史、西医与中医、实践与研究、临床与教学、医德与医术、文学与艺术、工夫与理念、洗浴与影像、男人与女人。所以，不仅是编辑、书写起来，而且阅读、琢磨起来，也一定是兴趣盎然、舒展酣然，却也必定是耐人寻味、寓意深长。

纵观我们的作者群，也同样令人振奋：他们有经验丰富的临床医学专家、有优秀的医院管理者、有知识渊博的人文学者、有造诣高深的基础医学家……大家把目光、笔端聚焦到病与人的命题上，把关爱、温暖送到病人心里。

完成这本书的编写，我们更加深刻地理解了伟大医学教育家威廉·奥斯勒（William Osler）的话，他说：好的医师治疗疾病，伟大的医师治疗患有疾病的人。因此，作者作为医生的敬畏之心与日俱增：我们要敬畏生命，生命属于每个人，只有一次而已；我们要敬畏病人，他们把生命交给我们，是我们最好的老师；敬畏医学，这是未知数最多的瀚海，要穷其一生去探索；敬畏自然，我们要遵循规律，顺应自然。

医生真是一个让人熬尽心血的职业啊！因为，我们不仅要探寻疾病的奥秘，还要全身心体察和关爱病人。

是为序。

郎景和

北京协和医学院教授，中国工程院院士

2021 年 10 月 27 日晨

目 录

教学篇

临床诊治的陷阱和对策
——谭先杰教授采访郎景和院士

谭先杰 *

　　整个临床诊治过程都会有陷阱，从病史到临床检查、化验检查，再到最后的处理，处处都有陷阱。作为医生，我们需要掌握正确的观念方法、人文理念与哲学思想。其中，最基本的问题就是我们对医学的看法，也就是医学到底是怎么样的？

　　医学是不确定的科学与可能性的艺术。

　　决策要基于证据，但证据还不是决策……决策必须考量与平衡证据、资源和价值取向三个方面的因素。

　　正确的诊断和处理来源于正确的决策；正确的决策来源于正确的哲学观念和思维方法。这很重要，而且是终身性的。所以，一个医生成长，需要培养正确的思维观念和思维方法，并强化人文意识和哲学理念。

　　对于医生而言，成功要遭遇很多陷阱，要经历很多的磨难。如果说，外科解剖刀是剑，那么，外科医生就要把自己的生命精华都调动起来，倾力锻造，像干将、莫邪一样，把自己炼就熔铸进这把剑里……

* 谭先杰：中国医学科学院北京协和医院妇产科

谭先杰教授：郎大夫您好，感谢您接受《中国实用妇科与产科杂志》委托我对您进行的采访。说来惭愧，尽管从朋友圈中多次看到您在全国讲《妇产科临床诊治中的陷阱和对策》，但我居然没有能完整地听过这一堂课。这样也好，我可以从普通读者的角度来向您请教。请问您为什么要用"陷阱"作为关键词来阐述您的观点呢？

郎景和院士：所谓"陷阱"，就是我们在临床工作中可能会遭遇的错误和问题，英文"pitfall"，直译就是"掉进坑里"的意思。可以说，任何一个人、任何一个医生都有可能会遭遇陷阱。所以，我们需要知道临床诊治中为什么会出现陷阱？我们为什么会掉入陷阱？如何规避陷阱？如何从根本上、从理念上去对待它。

萨克雷在《鳏夫洛弗尔》中说："你如果从来没有做过傻事情，你大概不会成为智者"。我也认为，聪明的人，有智慧的人，不可能是做事一贯正确的人。他一定是从所犯的错误和挫折中，从丰富的经历中得到教训，最后才取得成功，不要奢望自己不犯错误。

谭先杰教授：抱歉，郎大夫，打断您一下，既然如此，您如何理解"知彼知己，百战不殆"这句话呢？

郎景和院士：打断得好！我前不久在欧洲妇科内镜学会（European Society for Gynaecological Endoscopy，ESGE）年会上所讲的题目是"《孙子兵法》与外科手术"，把我们自己都很难理解的问题讲给洋人听，不是件容易的事儿。我们常常讲一句话：百战百胜。其实不可能百战百胜，你看《三国演义》中显尽风流、过五关斩六将的关二爷，百战百胜吗？没有！所以，孙子兵法里并没有讲百胜，而说的"知彼知己，百战不殆！"。这个"殆"字，不是指胜利，而是指伤害。也就是说，自己不受伤害就不错了，岂能苛求百战百胜？

后来我再想，我们外科大夫，从错误和挫折中学习到的东西，要比我们从成功和胜利中学习得多。你想想是不是这样？成功可以使我们得到经验，挫折和失败可以使我们得到教训，两者同样重要！

谭先杰教授：看来"陷阱"并非全是坏事，那您能谈谈临床诊治中为什么会产生陷阱，哪些地方容易出现陷阱吗？

郎景和院士：整个临床诊治过程都会有陷阱，从病史开始，到临床检查、化验检查，再到最后的处理，处处都有陷阱。作为医生，我们需要掌握正确的观念方法、人文理念与哲学思想。其中，最基本的问题就是我们对医学的看法，也就是医学到底是怎么样的？

医学有两大特点：一是局限性，二是风险性。

医学的局限性

所谓局限性，就是我们认识事物的局限。医学是研究人类自身的科学，而人类自身的未知数最多。医学的局限，首先在于认识的局限，我们对人体最基本和完整认识的解剖学始于 16 世纪；其次，医学的局限还在于方法的局限，100 年前，我们没有输血、没有抗生素、没有真正的麻醉；再次，医学的局限也体现在疾病不可能被完全征服。人类和疾病的斗争，包括致病微生物、肿瘤或者其他疾病，会无限地进行下去。1981 年之前，我们不知道艾滋病；2003 年之前，我们不知道 SARS；2009 年，我们才知道禽流感 H1N1。后来，几乎每年都有一个新的病种出来，一个比一个厉害，例如埃博拉、寨卡，等等。

欧洲人不会忘掉两个非常惨痛的事件：一个是流感大流行，使得成千上万人丧生；另一个是黑死病，也就是鼠疫，也使得千百万人丧生，甚至使一个城邦一周之内人口减少一半！虽然很多烈性传染病已经被人类控制，但疾病对人类的反扑还会存在。不要相信 50

年之后我们会完全战胜肿瘤这种话，这不太可能，从哲学上来说，是没有可能。

我们对世界的认识是相对的，也许是片面的，甚至过后可能是错误的，医学原理也是如此。实际上，科学并不是说"我什么都知道"，科学只知道其中一部分。"没有包治百病的处方。"这不是我说的，是列宁说的。

很多年以前，我担任副院长，有一个外国人来推销仪器。他说他的仪器在美国做过实验，从冻伤到艾滋病都可以治。我连想都不用想，这是不可能的，不会有这种东西。后来我劝他，你不能说你什么都能治，你说你什么都能治，大概就是什么都不能治；你如果说没有任何副反应，大概就意味着没有什么作用。

谭先杰教授： 无论是从专业的角度还是从公众的角度，误诊、误治都是最常听到的词，我们应该如何看待误诊、怎样避免误治呢？

郎景和院士： 坦白地说，误诊是不可避免的。一项调查表明，我们对疾病的总误诊率高达27.8%，对传染病的误诊率超过30%，对肿瘤和结核的误诊率为40%，对子宫内膜异位症的误诊率甚至高达60%。多么触目惊心的数字！但这是事实。

关于误治，很多时候公众对治疗有一个错误的观念，以为医院和医生总是能把病治好，没有治好就是误治。其实不然，治疗并不总是意味着治愈某种疾病，有时候意味着体恤关爱、减轻痛苦。医生的注意力要集中到病人的体验上，而不仅仅集中到疾病本身。所以，才有特鲁多（Edward Trudeau）的名言："有时，去治愈；常常，去帮助；总是，去安慰！"这是医生的责任。

谭先杰教授： 记得您曾经给我们展示过一张兔子还是鸭子的图，并以此来说明医学的局限性，您能再给我们展示一下吗？

郎景和院士： 就是这张图。这是什么呢？兔子，还是鸭子？或者兔子和鸭子都可以。仅仅是角度的不同，结果完全不同。出自奥地利哲学家维特根斯坦（Lunwing Wittgenstein，1889—1951）。所以说，人的感知有时是不确切的。同样的事物，由于看问题的角度不同，其结果可以大相径庭。

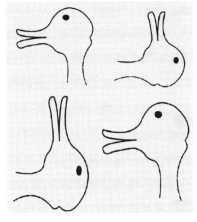

兔子、鸭子示意图

美国哲学家罗蒂（Richard Rorty，1931—2007）也说："真理不过是我们关于什么是真的共识，我们关于什么是真的共识不过是一种社会和历史状态，而并非科学和客观的准确性"。我最开始引用他的话时他还活着，10多年过去了，罗蒂已经离世，但他的话依然正确。

2004年4月，英国医学杂志（*The BMJ*）刊登了一篇很有意思的文章，文章说：有些"病"，至少60多种病，是没有必要采取什么方法去治疗的，也没有确凿的证据说明什么方法有效，也许不治疗比用什么方法去治疗更好，也许最好的方法是不去治疗！所以，有时"期待疗法""保守治疗"，不是"不去治疗"，而是一种策略和方法。

谭先杰教授：您曾讲过有些病是越治越坏，在医学史上有几个著名的案例，您能再讲讲吗？

郎景和院士：1949年诺贝尔生理学或医学奖获得者莫尼斯（Egas Moniz，1874—1955），葡萄牙人，他的贡献是提出用前额脑白质切除术来治疗躁狂型精神病。这个"成就"很了不得，获得了诺贝尔奖。但1942—1952年，美国超过1万名接受手术的病人出现了严重并发症，后来证实这种治疗方法不可行。你看即使是诺贝尔奖获得者的成就，也可以被完全否定。

妇产科也有两个著名的案例：一个是孕期雌激素暴露导致女性阴道腺病和透明细胞癌；另一个是沙利度胺（反应停，曾用于治疗妊娠呕吐）造成的短臂畸形，也就是海豹畸形。1984年我在挪威奥斯陆学习，正好赶上他们的国王奥拉夫五世的82岁生日，群众经过皇宫，接受国王检阅，一共有82所学校的队伍经过，其中最后一个队伍让我非常震惊——这个队伍中，有三四十个十几岁的小孩，都是晃着膀子走过去的，他们没有臂膀。国王陛下及皇族成员从露台上走下来，对他们表示关怀。这跟国王没有任何关系，这是历史留下来的，是"科学"成果带来的教训。

所以，伟大的医学教育家奥斯勒（William Osler，1849—1919）说过，医学是不确定的科学与可能性的艺术。我一直不太讲精准医学，精准医学很好，可以让我们更好地认识疾病，但实际上精准不了，精准只是一种理想，仍然会有局限性。

医学的风险性

谭先杰教授：是的，医学的局限性似乎是永恒的，那我们如何理解和应对医学的风险性呢？

郎景和院士：医学有很大的风险性，从诊断到治疗，从用药到手术，处处都有风险。诊断方面，有误诊和创伤风险；用药方面，有毒副反应、剂量耐受差异、过敏等风险；手术方面，有麻醉、出血、损伤、感染、意外等风险。这就是医学和其他科学、其他领域不一样的地方，所以我们要"如临深渊，如履薄冰"！我曾经以为这是张孝骞教授说的，后来发现是来自《诗经·雅·小旻》，但张孝骞教授用得最好。

我们现在都在追求微创治疗，但我常常讲这样一句话：成也微创，败也微创；好也能量，坏也能量！解放军总医院的宋磊教授到处去帮别人补瘘，包括尿瘘和肠瘘，这些瘘多半都是能量惹的祸！内镜手术使用电烧、电凝，使用各种能量器械，比传统手术更容易造成泌尿系损伤。

同样是前几天（2018 年 10 月 11 日），我还在欧洲妇科内镜学会（ESGE）年会上主持了一个并发症专题会议，我的总结点评是这样几句话：并发症可以发生在任何大夫、任何时间、任何手术，而且并发症的发生还会增加，微创可以变成巨创，我们从错误中学习的比从成功中更多。

医生如何规避陷阱

谭先杰教授：您曾经讲过，在医生的成长道路上，对这些陷阱的认识和对策的掌握，就是为了规避陷阱，您能详细谈谈吗？

郎景和院士：让我们先从最近一二百年的医学史当中来认识。在 20 世纪之前，传统医学发展了完整的体系，获得了一定成功。随着解剖学和生理学的进步，催生了现代医学，并在 20 世纪取得了辉煌成就。100 年以前，医学的重点是对人体的认识，从维萨里的解剖学，到哈维的血液循环，再到列文·虎克的显微镜，等等。近100 多年，医学的突破是对疾病的认知。人类在疾病治疗方面取得了重大进展，如抗生素、激素和手术等；研究方法不断突破，如遗传学、分子生物学等；其他学科，包括电子、光学、仪器、工艺以及生物技术的发展，几乎改变了我们的医学实践。这些发展当然是非常有用的，但是也带来了新的问题，那就是医生的头脑和思维逐渐僵化，逐渐沙漠化。

　　我们可能会过多地相信得到的数字报告和其他影像学检查结果，但这一切只是寻找证据（evidence），决策要基于证据，但证据还不是决策，决策还需要其他的考量因素，包括资源、法律、经济等社会因素，伦理、道德、价值等人文因素；决策必须考量与平衡证据、资源和价值取向三个方面的因素，依据实际情况，做出合理的决策，并涉及社会、经济、伦理等社会人文因素。所以，我们需要正确处理寻求证据和临床决策的关系。

　　循证并不能完全代替临床经验。强调循证是为了更好地进行临床实践，但临床经验是证据的来源，有时候临床经验是实践和决策唯一能够依靠的证据。我曾经讲过这样一个故事：有一次我们给一个产妇进行了择期剖宫产，手术很顺利，但是产妇术后高热不退，检查不出来原因。我们给林巧稚大夫打电话，林大夫详细询问了病情，问病人宫口是否开了，我们回答说是择期剖宫产，宫颈没有扩张过。林大夫让我们用卵圆钳扩开宫颈，大量的积血从宫腔中流出，高热很快就下去了。这就是经验！但当时的教科书中并没有写，我认为这应该写入教科书中，你说对吗？

　　谭先杰教授：是的，郎大夫，我在产科工作的时候，上级大夫已经再三强调对于择期剖宫产的产妇，一定要在术中扩张宫颈，以免血存留在宫腔中，原来这也是从林大夫那里来的经验啊。我也给您讲一段故事吧：几个月前，我的一个很年轻的病人术后发生了手足抽搐，我们都以为是低钙，结果补钙后症状不能缓解，后来才知道是过度通气综合征导致呼吸性碱中毒，给病人罩上一个塑料袋后，她的症状很快就消失了。尽管我们在生理课上也学过过度通气综合征，但我以前从来没有遇到过，所以没有判断出来。说来也巧，前几天我在飞机上就遇到了类似的病人，我用飞机上的清洁袋捂住她的嘴，病人很快就缓解了。我写了一篇文章，在文末我感慨道：虽然现在提倡循证医学，但医学在某种程度上还是经验科学。有些事情，有些病，只有你见过、听过，脑袋里才有这根弦，才会想到，才会处理，才敢处理！

郎景和院士：你说得很对，循证医学很重要，但经验有时更重要。我们需要找证据，但它不能代表决策。我们提倡遵循诊治指南，但问题是有些疾病，特别是罕见病、疑难杂症，根本没有指南可用，这个时候，经验就非常重要！一个有经验的医生的观点，就是指南。所以，我一直强调，一个没有临床经验的人，即使十分熟悉证据，也是没有办法给人看病的。

当前各种新概念、新名词充斥于医学领域，人们趋之若鹜。你看看，先后出了多少新名词，先是循证医学，随后是转化医学、价值医学，还有精准医学。但是，循证，未必都能找到证据，证据不能代替决策；转化，从来都主张转化，未必都能转化；价值，不可能不讲价值，价值是观念；精准，只能力求精确，精准只是目标。

我曾经这样感叹：我们可能被囿于花样不断翻新的烦琐术语所筑的高墙之中，失去了哲学的追问。我们甚至失去了孩子式的追问，更可悲的是连孩子也不追问。

循证是什么？转化是什么？精准是什么？这些看上去很新的医学名词，如果你去读一些毛主席的书，或者看看语录，你就会发现，老人家已经讲得很清楚了。比如循证医学，在《人的正确思想是从哪里来的？》和《认识论》中，主席说，没有调查就没有发言权……要实事求是，这不就是找证据吗？比如转化医学，在《实践论》中，主席说，从实践中来，到实践中去。实践、理论、再实践，这就是转化，多么清楚！精准医学也一样，在《矛盾论》中，主席说，世界上怕就怕"认真"二字……对技术要精益求精，具体问题具体分析。

不客气地讲，有时候我们数典忘祖，去追求一些新的名词，实际上伟人们，包括古代的医家圣人，都讲得非常清楚了。所以，对于医生而言，我们不应该一味去追赶最时髦的词儿、最时髦的技术。"医生要永远地走到病人床前去，做面对面的工作。单纯地或仅仅依赖于检验报告是危险的！"这是林巧稚大夫的原话。

如何对待新技术

谭先杰教授：作为临床医生，我们要如何对待新技术呢？

郎景和院士：对于新的技术，我们当然要接受。我们不保守，但我们要正确认识、正确对待、正确理解、正确应用。我们始终要把临床实践放在第一位，把对病人的关爱放在第一位。我们要面对面地与病人交流。如果有一天，所有的医学完全被机器取代，我认为那个时候的医生就完全堕落了，医学就差不多该消亡了，这是多么可怕的事情！

现在都在讲大数据，实际上还是找证据。但是我们要知道，大数据可能会自欺欺人，而且，大数据会形成新的技术官僚主义。医学上的有些东西，你是不能完全用数字来解决的。

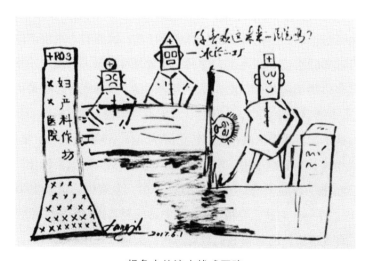

想象中的流水线式医院

像图片中这样的医院，你愿意来吗？全自动化的，但那不叫医院，那叫作坊，叫工厂，是一条冰冷的流水线。我们不希望有这一天，医生也不能这样当。

还有，前段时间深圳发生的胎儿基因编辑闹剧更是让人警醒。对胎儿的基因进行编辑，以及相应的研究，可能都不是技术问题，而是伦理问题、哲学问题。是能不能这样做的问题。孔子曰：君子不器。君子用器而非器，我们可以使用技术，使用工具，但不能成为技术和工具的奴隶，包括大数据，人是不会全在"算法"之内的，总会在数字够不到的地方呐喊！

医 生 的 成 长

谭先杰教授：在您的演讲题目中，您说谈妇产科临床诊治的陷阱和对策，也是兼论妇外科医生的成长，我想请您详细谈谈。

郎景和院士：我们知道，正确的诊断和处理来自正确的决策；正确的决策来自正确的哲学观念和思维方法。这很重要，而且是终身性的。所以，一个医生（包括妇产科医生）成长，需要培养正确的思维观念和思维方法，并强化人文意识和哲学理念。

学习和得到一点知识是容易的，但正确的思维方法是需要时间才能培养出来的。100年以前，奥斯勒说过，医学实践的弊端在于：历史洞察的贫乏，科学与人文的断裂，技术进步与人道主义的疏离。这3个难题一直没有解决，并且愈演愈烈。奥斯勒认为，临床工作的3条基线是：心地善良、心路清晰、心灵平静。我对这3条基线进行了这样的注解：心地善良，是关爱病人的职业精神；心路清晰，是思维与决策的职业智慧；心灵平静，是沉稳、认真与耐心的职业作风。你认为是这样吗？

谭先杰教授： 当然是这样，但医生在成长过程中，怎样才能坚守这 3 条基线呢?

郎景和院士： 1995 年世界医学教育峰会提出，要为 21 世纪重新设计医生。新时代的医生必须是细心的观察者、耐心的倾听者和敏锐的交谈者。可以说，交流是诊断、治疗、医学发展和医疗纠纷防范的关键环节，也是医德的表现。

张孝骞教授教导我们，病人是医生真正的老师! 我们在临床工作中总是如临深渊，如履薄冰。的确，我们要敬畏生命——生命属于每个人，只有一次而已; 敬畏病人——她把生命交给你，她是你的老师; 敬畏医学——未知数最多的瀚海，要穷其一生去探索; 敬畏自然——遵循规律，就是顺应自然。

病人该多么需要睿智的医学体恤者，多么需要理解不断探索的医学和乏力无术的医生! 我们都有保存生命的期望的乐趣，但我们都需要理解、耐心和安静。医生是在拯救病患中磨炼自己灵魂的高尚职业，包括对待各种难治的疾病，各种难处的病人。

谭先杰教授： 谈到疾病的治疗，对于妇产科医生，自然会涉及手术，您如何看待外科医生的手术技巧和手术能力呢?

郎景和院士： 我曾经多次讲过，一个成功的手术，决策占 75%，所谓的 "skills"（技巧）只占 25%，当然技巧也很重要。临床决策的基本原则是: 充分的事实和证据，周密的设计和方案，审慎的实施和操作，灵活的应急和应变，全面的考量和考虑。理论上我们应该做到 100% 的适应证而实施手术，而事实上术前正确诊断能达到 70% 就属于上乘。

几十年前我淘到一本很好的书 *The Making of a Surgeon*，是讲一名外科医生如何炼成的。其中的一段话我们需要好好体会: 我们都想把工作做好，当我们工作做得非常多的时候，我们所遭遇的危险，就像工作做得非常少的时候一样多了。英文原文表达得更好：In my desire to do a good job, but too much surgery can be as dangerous as too little.

大专家和小大夫一样，也会犯错误，但后者犯的多半是小错误，前者犯的却可能是大错误。比如腹腔镜手术，小大夫顶多是充气不好，造成皮下气肿或血肿。大专家犯的错误就不一定了，可以是把血管弄破了，把膀胱弄破了，把肠子弄破了，把输尿管弄断了，问题更复杂，后果更严重！

所以我再次强调，不论过去，抑或现在及将来；不论年轻医生，抑或比较有经验的医生，甚至外科技术专家，都有遭遇不同危险的概率或者会遭遇不同的危险。甚至可以这么说，如果你的手术还没有发生并发症，那么就说明你做的手术还不够多。

谭先杰教授：前段时间《新英格兰医学杂志》发表了两项来自 MD 安德森癌症中心的研究结果，比较了开腹和腹腔镜广泛性子宫切除术的结局，结果发现腹腔镜手术病人的 3 年总生存率低于开腹组。您怎样看待这个结果呢？

郎景和院士：具体的原因解释很多，向阳教授有一篇文章进行了分析，大家可以去看看。我想说的是，腹腔镜只是一种手术途径，一个医生应该掌握各种手术方式，又善于形成自己的特长。我们有腹腔镜了，有单孔腹腔镜了，有机器人辅助的腹腔镜了，很好，但是没有一个最完美最安全的东西，它只是一种方法，你不要期望用一种方式完成所有的手术，也不要企图用一种方式解决所有的疾病问题，否则注定会遭遇失败。这是一个哲学问题，外科医生应有很好的哲学理念。

如何成长为一名优秀的外科医生

谭先杰教授：那么，如何才能成长为一名优秀的外科医生？有没有捷径和秘笈？

郎景和院士：很遗憾，没有捷径。外科医生成长、成熟的过程，需要经过 5 年、10 年、20 年以至几十年的临床磨炼，会有很多成功，也会有不少失败；会有很多经验，也会有不少教训。至于秘笈，也谈不上，但我想用"九个三"来阐述如何成为优秀的外科医生。三为大，九更大，九天揽月。

掌握三种技能，处理好三种关系，外科医生有三种不同的台风，外科医生有三个忌讳，有三种外科大夫，有三种快乐和三个忠告，外科医生有三个层面，最后达到三种境界。

谭先杰教授：斗胆借用一句古语：愿闻其详！

郎景和院士：首先需要掌握三种技能：解剖、技巧和应急。无论做到什么样水平的大夫，都要不断复习解剖、印证解剖、研究解剖，还要养成阅读解剖图谱、描绘手术图解的习惯；外科大夫要多实践，熟能生巧，还要琢磨、领悟；不仅在于如何去处理急诊、急救，还在于在手术中如何处理各种难以避免的，或可能发生的，或者意外出现的紧急情况。这三种技能是外科大夫最重要的技能，也是外科医生成熟的重要标志。

外科三忌：开空、遗留异物、病人死在手术台上。"开空"，表明资料不全，决定不慎；遗留异物，是大忌，不可原谅，是最糟糕、最不幸的事情，没有理由犯这样的错误，一次也不行，一辈子都不要；病人死在手术台上，是很难堪、很不幸的，原因很复杂，不完全是术者的事情，应该在术前、术中谨慎处理，充分准备，应急应变，手术还要根据情况适可而止。

三种外科大夫：一种是乐于开刀而不疲，手技好，经验多，但不善于，或者无暇于，或者不屑于坐而论道及纸上谈兵，这种外科大夫不少，也挺好；另一种是理论广博，研究深高，长于讲授，但刀下功夫并不十分精彩，也不错；但最好是两者兼具，若能文武兼备，口、手、脑皆灵就更难能可贵了。

谭先杰教授：您讲过世界上有三种人最快乐，其中之一就是外科医生。

郎景和院士：对，但这不是我说的，这是美国《读者文摘》杂志在成千上万读者中问卷调查的结果。这三种人最快乐：一是千辛万苦把肿瘤切除的外科医生；二是完成了作品，叼着烟斗自我欣赏的画家；三是正在给婴儿洗澡的母亲。外科医生居然名列榜首，这让我很感动，也很感慨！

最近《读者文摘》又在读者中进行了一个调查：谁是最可爱的人？结论是消防员，消防员是最可爱的人。因为消防员在最危险的时刻，不顾自己的生命安危，为了公众的生命和财产安全，逆向而行。其实，医生也一样！

几年前哈尔滨一名年轻大夫被病人刺死了，结果居然有60%的网民叫好。这是很悲哀的事，让我郁闷了很久。后来有人劝我，说深夜12点以后还在网上转悠的人不能代表全部。但这不是一两个人的事，而是一个社会的道德底线问题。

尽管如此，我有三个忠告，也是来自《读者文摘》：发愁是愚蠢的，因为人生短暂，坐那发愁毫无用途；倾听是必要的，因为别人的意见，有助于自己决定；妄猜是无益的，因为胡乱猜疑，只会是浪费和痛苦。

谭先杰教授：这三个忠告无论是外科医生还是一般人，都很受用。时间关系，最后请您谈谈外科医生的三个层面和三种境界好吗？

郎景和院士：外科医生的三个层面分别是知识层面、技术层面和心灵层面。刚刚从医学院毕业做大夫，是知识层面，是学习掌握基础知识和临床常规；逐渐掌握专业技术，并形成自己的风格；最后上升到理论，上升到心灵层面，这是一个逐渐升华的过程。

外科大夫有三种境界：得艺、得气、得道。得艺是外科入门，是熟练流畅，处理疑难，独立胜任；得气是登堂入室，是有领有悟，排忧解难，随机应变；得道是位居中堂，是有精有神，提炼升华，探微发秘。得艺及得气之初，皆为匠；得气之后，并进而得道，遂成"气候"，则为师、为家。得道很难，我有一句话：十年磨一剑，百岁难成仙。百岁者，一辈子也，不一定都能成仙，但我们要毕生追求。

谭先杰教授： 谢谢郎大夫，得道是外科医生成长的终极目标。再次感谢您接受采访。最后的最后，您能给年轻外科医生再讲几句吗？

郎景和院士： 大学问家王国维在《人间词话》中讲到做学问的三种境界，也是一个人或者一个成功者所走过的路：第一种，昨夜西风凋碧树，独上高楼，望尽天涯路；第二种，衣带渐宽终不悔，为伊消得人憔悴；第三种，众里寻他千百度，蓦然回首，那人却在灯火阑珊处。

对于医生而言，成功要遭遇很多陷阱，要经过很多的磨难。如果说，外科解剖刀就是剑，那么，外科医生就要把自己的生命精华都调动起来，倾力锻造，像干将、莫邪一样，把自己炼就熔铸进这把剑里……

最后我还想说，对于医生而言，平安是福！扬州个园里有一个门，瓶子的形状，代表"平安是福，平安是门"。后来，我自己照了这样一张相，平安、平衡和平静，表达的分别是和善、和谐与和平。希望每个医生、每个病人都能如此！

来源：谭先杰.郎景和院士谈妇产科临床诊治的陷阱和对策.中国实用妇科与产科杂志，2019，1：1-7.（有改动）

感受油画中的医学仁爱与艺术灵性

黄　钢* 　王一方**

医学与艺术密不可分，彼此有着灵性的交融和精神的共振。有人说医学的一半是科学，一半是艺术，也有人说医学是基于科学的艺术。

摆脱科学主义、生理主义、技术主义的迷失，艺术之眼的奇特与艺术思维的奇诡也是通往医学发现、发明，医疗技术创新的后楼梯。

医学与艺术的关联在于，其一，医学与艺术都是去完成自然界还没有完成的任务；其二，医学与艺术都有共同的物质对象、物质本身、物质的视觉世界；其三，艺术家和医生都需要一种相似的对灵魂和精神高质量的要求，都需要有对生命及人文的渴求与热爱。医学与艺术同样需要眼睛与视觉去观察事物，而且要带着热情（亲和力）去观察事物，从错综复杂的事实、线索、色彩表象中提炼出本质真相来，并需要甄别表象与真相的关系。

* 　黄钢：上海健康医学院
** 　王一方：北京大学医学人文学院

艺术的使命在于为一种精神找到适合的表现形式，隐喻着人们对现实生活的感受，让人们认识历史、认识现实、认识事物的内在规律，由此充实自己的内心，去发现世界的真善美，感悟生命的价值和工作的意义，形成自我与外界的强烈共鸣与震撼，让人们更加珍爱生命、热爱生活。

医学与艺术密不可分，彼此有着灵性的交融和精神的共振。有人说医学的一半是科学，一半是艺术，也有人说医学是基于科学的艺术。随着行医生涯的渐长，这种体会则越来越深。正因为如此，我们希望通过一些名画的别样鉴赏，与各位分享医学与艺术的交融与共振，在看似枯燥的医学中找到艺术感觉，为医学注入仁爱的灵魂，展示其艺术的灵性。

赏名画、探医学

我们一直在探索医学的奥秘，在漫长的学医与行医、工作及研究中，倾注大量的精力和时间，不断地记忆和实践、探索与感悟。然而，疾病的变化莫测，又需要更多的经验与良好的悟性才能成为良医，面对变化的疾病，看似相同，却结果各异，时而有科学的规律，时而显艺术的灵变。为此，选择了医学的人们，面对看似枯燥而琢磨不定的深奥医学及实践探索，部分人会产生犹豫甚至退却；部分人茫然而随波逐流；部分人则以谋生为由抱怨并勉强从业；只有痴迷于其复杂与多变并享受其中快乐的一批人，最终才成为一代名医大家。为此，本次的名画欣赏，期望通过一些名画的故事，让医学院的学生们能在学习医学的过程中找寻职业的价值，唤醒对生命探索的兴趣与关爱生命的本质；在艺术中找到医学联系，在医学中感悟艺术魅力，从而享受学医的过程，庆幸选择，乐于探索，奉献医学，终身无悔。

艺术展现了生命的另一个面相，从认识生命、干预生命回归到敬畏生命、对话生命，捕捉一份灵动的生命感，每一个生命都是唯一的，艺术性就是唯一性，不可复制性，反抗科学主义的板结，人类对疾苦、死亡的感受、感触、感悟迥然有异。从中国象形文字的寓意来看，"人"是一撇一捺，寓意着相互支撑，"命"是人、一、叩的组合，寓意着一个人在独自叩问生命的意义。生命中不仅蕴含着物质形态的生物，还有神圣感、崇高感、尊严、美感、爱欲、意志、情怀、鉴赏力、感悟力，更赋予一份难以言说的艺术质感，弹性、柔性、容涵性、神采飞扬，借以克服生命认知中的单一化、僵化。医生眼里不能只有形态、功能、代谢，还应该透过艺术范畴，追求更大的精神容涵，如唯一性与多样性，必然性与可能性，主体性与客观性，真相、真理与真谛、真如。艺术观追求钟灵毓秀，质疑绝对主义的真理观，艺术总是不完美的，同样，真理也总是不完全的、未完成的。艺术真实不是一种被定义的、被规范的、被封闭的实在，而是一种包含着客观性、主观性、主客间性的实在，一份对未来敞开的、未完成的实在。在艺术田地里，主体客体交织，对象化思维是对人类自身及其生命世界的阉割、肢解、窒息，使生命世界丧失清纯、鲜活、丰富，称为分门别类的、僵滞的、单调的生物世界，成为一架不知何为激情、何为爱欲、何为心灵愉悦、何为美与崇高的冷酷的机器。因此，一幅画、一尊雕塑、一首乐曲，都是心之物象，背后的艺术精灵飞翔于阔大无边的精神荒原之上。

艺术作品对于医学的启悟

艺术作品对于医学的启悟是什么？是对痛苦、死亡的理解、领悟更加深刻，不仅仅只是躯体的病变与恶化，而是对待生命的姿态，爱的秩序、价值的位序、精神之美、造型之美、技巧之美的背后无一不在传递着神圣、崇高的意象，从而在躯体与心灵、世俗与崇高、物质与精神、真相与幻象、真理与真谛、具象与空灵、经验与超验、外在体验与内在体验、理解与彻悟、理性与悟性之间架起一座桥梁，由此滋生出敬畏、悲悯、仁慈、关怀的职业情怀来。摆脱科学主义、生理主义、技术主义的迷失，艺术之眼的奇特与艺术思维的奇诡也是通往医学发现、发明，医疗技术创新的后楼梯。

无疑，艺术风格的多样性、或然性与生命表达，疾苦、生死呈现的多样性、不确定性之间，神圣艺术与神圣生命、神圣医学之间有着相互映照的关系。医学与艺术，不仅是结合、混搭，还可通过对话、观摩，形成一种价值引领，艺术可以为医学所用，作为一种诊疗手段，如观画测病、音乐疗法、喜剧疗法、书法养生等，同样，医学为艺术所用，身体可作为装置，医院场景、器物可作为素材。此外，医学与艺术可以相互对话，相互汲取生命感悟，迸发艺术灵感与创造力。同时，艺术修养、艺术批评、艺术鉴赏力对于医学生的精神发育与思想境界的开启具有非同凡响的意义。

医学与艺术结伴而行

历史上，医学常常与艺术结伴而行，从艺术中汲取营养。医生内心有着强烈的艺术拓张力和审美张力。被恩格斯称为百科全书式的天才学者达·芬奇，不仅是一位彪炳史册的画家，还是一位卓越的工程师，他的绘画笔记里有大量解剖图像，还有诸多胎儿发育的生理记述。此外，大英博物馆就发端于汉斯·斯隆医生的捐助。斯隆生于1660年，是一位毕生酷爱古玩、古物的临床医生，后受封为爵士，自幼喜爱自然与科学探索，后来成为一位医术高明的医生，他的行医足迹不限于英伦三岛，还远及西印度群岛与非洲，正是他高超的医术才为他的古玩收藏提供了经济基础。1753 年，斯隆大夫以 93 岁高龄谢世，身后留下 75 975 件珍贵的古玩、古物收藏品，大批植物标本以及数以万计的藏书资料，斯隆留下遗言，将这些藏品与藏书交予英王乔治二世，向公众展示。经过 6 年的筹备，1759 年 1 月 15 日，大英博物馆首次开放。这一天，正是斯隆大夫的百年诞辰。音乐大师柏辽兹早年遵父命学医，1821 年入巴黎医科学校，1824 年修完医学课程并获得学位。但不久退学并与家庭决裂。1826 年，柏辽兹入巴黎音乐学院学习，1828 年完成学业，从此世界上少了一个二流的医生，多了一位伟大的音乐家。诺贝尔和平奖得主，伟大的人道主义者史怀哲，1918 年赴非洲丛林行医，坚持了 52 年，最后的身影留在非洲的油棕林里。岁月漫漫，何以支撑？管风琴演奏是他灵魂高洁的滋养，道德献身的支撑，还是医院运营与发展的募款工具。诺尔曼·白求恩不仅是一位国际主义战士，医生高尚、纯粹、利他的楷模，也是一位画家，他的《自画像》《结核病历程》《午夜手术室》都是收藏家们热捧的珍藏品。

医生一旦接触艺术，就接纳了一份艺术家的特质，如诗人气质、画家禀赋，或不拘世俗、诗酒精神、得意忘形、违拗理性，或展现出不凡的美学追求，移精变气、灵光乍现、心随意动、物与神游，或崇尚艺术的创造空间，追求艺术化生存、人文主义价值观与境界，听命于理想人格、优雅人生的召唤，将艺术作为人性牵引的力量，理解人类苦难的一个路径，思考爱如何降临，苦难何以拯救，灵魂何以安顿。当代医生画家马东阳有这样的感悟，医生的职业总是与理性的思维、严谨的逻辑、冷漠的感情联系在一起，少有浪漫的想象和热烈的情感。但随着现代医学模式的转变，要求医生不能仅把病人看作一个简单的生物体，更重要的，是要了解病人的社会角色、人生经历和内心世界，甚至还有灵性诉求，实施身心性灵的人文关照，这样才能更深刻地理解疾病的发生、发展和转归，从而制定出合理的治疗方案。艺术和医术是相通的，桥梁是人文精神。艺术使医生成为一个情感真实的人、诚恳善良的人、审美高雅的人、拒绝暴力的人、品质高洁的人，从而具备了与病人在各个层面进行良好沟通的能力，而这正是医学大家的基本素质。医生不仅要祛除病人身体的病痛，还要以深刻的同情、高尚的品质、博大的胸怀感染病人，以祛除他们心灵的创伤和失衡的情感。无疑，医学需要科学思维的严谨，那么是否就不需要艺术思维的浪漫了呢？答案是两者都需要，科学让我们充实、进步，但也让我们自负、傲慢，艺术能帮助我们冲破职业生活中的知识板结与价值堰塞，提升生命的境界和职业幸福指数。

医学生需要通过艺术学习优雅，但艺术气质的培养也在现代专业教育中逐步边缘化。对于医生而言，艺术感受的荒芜将加剧精神生活的荒芜，然而，优雅需要艺术持续不断地熏陶，才能在无形之中流淌一种伟岸与高雅。因此，现代医学教育中的艺术教化不容忽视，一件艺术品就是一堂医学人文课。2015 年秋天起，哈佛大学医学院开始让医学生接触人文艺术，如文学、戏剧、舞蹈，目的是让医学生变得更富有同情心，更善于创新。无独有偶，耶鲁大学医学院要求学生去博物馆观察油画，以此提高学生的观察力并培养其同情心。哥伦比亚大学新入学的医学生要完成 6 周有关医学文学方面的阅读和写作训练，包括医疗小说（剧）的写作，以及一个学年的叙事医学训练，通过平行病历的书写走进病人的心灵深处，培养医学生的共情、反思能力，缔结医患情感、道德、价值共同体，建立和谐、友善的医患关系。波士顿大学医学院与艺术学院联合将 300件艺术品带到医学院和医学中心与医学教育。这些活动的目的并不是要将医学生培养成艺术家，而是将艺术作为桥梁和工具帮助医学生更好地理解人的生存境遇，以及人际交往中的真善美与爱恨情仇，喜怒哀乐与悲欢离合。

《美国医学会杂志》（ *The Journal of the American Medical Association* ）的编辑特雷西在 1964—2013 年的近 50 年里，坚持为每一期的封面选择一幅艺术作品，正文中还要附上一篇散文来解读这幅作品。为何要在医学杂志的封面上长期使用艺术作品？医学与艺术有怎样的关联？特雷西回答是：其一，医学与艺术都是去完成自然界还没有完成的任务；其二，医学与艺术都有共同的物质对象、物质本身、物质的视觉世界；其三，艺术家和医生都需要一种对灵魂和精神高质量的相似要求，都有对生命及人文的渴求与热爱。医学与艺术的相似之处最主要的是眼睛与视觉，两者都不仅要去观察事物，而且要带着热情（亲和力）去观察事物，从错综复杂的事实、线索、色彩表象中提炼出本质真相来，需要甄别表象与真相的关系，这就打开了艺术家与医生在认知上的共同点。

● 伦勃朗：《杜普教授的解剖课》

这幅画是医学人文绘画的巅峰之作，不仅反映了 17 世纪欧洲解剖学演进的急促脚步，还开辟了艺术史群像画风的新纪元。画面中杜普教授正在为他的学生们演示人体上肢血管及神经走向的解剖特征，旁边的学生正在查阅维萨里的《人体构造》（当时权威的解剖学教科书）。

28 岁的伦勃朗以其巧妙的构思，将画面上的人物布局、神色表情、内心变化及学习状态等立体精致地反映出来，展示出当时外科实践与解剖学习中每个人物的细节及现场的紧张气氛，教授一丝不苟地示范与讲解，学生神情专注并以不同方式学习与观察，在画面中似乎能聆听到教授讲课的声音及学生激动的心跳声，感知到学生求知的渴望、紧张有序

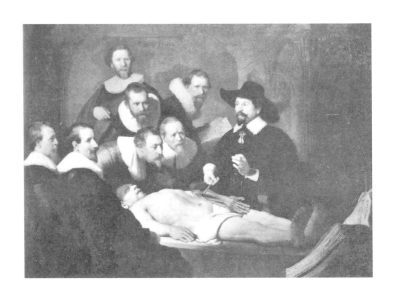

的教学场面及师生互动的学习过程。画家伦勃朗也因此一举成名。

● 托马斯·埃金斯：《早期的麻醉手术》

　　这是医学史上一个伟大的时刻，1846 年 10 月 16 日，美国牙科医生威廉·汤姆斯·莫顿（William Thomas Morton）在麻省总医院运用乙醚麻醉公开演示了一台甲状腺手术的全过程，开辟了现代麻醉学的

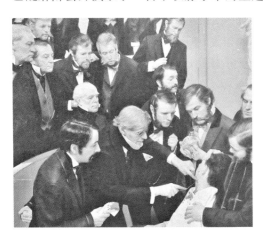

新天地，也使得外科手术告别野蛮，步入仁慈的轨道。这之前，病人无法克服手术中剧烈的疼痛感、牵拉感和恐惧感。后来，人们将这份感悟刻在他的墓碑上："在他之前，手术是一种痛苦；在他之后，手术不再痛苦。"

● **托马斯·埃金斯:《格罗斯的外科诊所》**

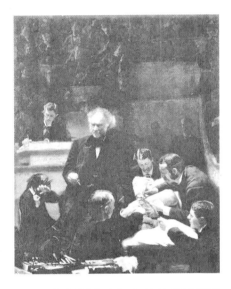

这是一幅 19 世纪 70 年代美国外科的快照，展示了当时著名的外科教授格罗斯将要进行的骨髓炎手术场面。病人正在接受麻醉，但作为一位保守的外科大夫，格罗斯教授一直不接纳李斯特的消毒杀菌理念，外科医师们穿的是日常的便服，没有手术衣、口罩及手套，未消毒的器械随意暴露及使用，周围有很多人像看戏一样坐在旁边，这就是当时的外科手术环境。但这幅画画出了格罗斯教授作为知名的外科医师所表现出的风度与神情。他如临场的将军，缜密思考着将要进行的手术。一派庄严肃穆，每个人都全神贯注，沉浸在拯救生命的职业操劳之中。唯有一位老妪在角落里哭泣，隐喻着巨大的感染风险。

● **托马斯·埃金斯:《阿格纽的临床教学》**

1889 年，美国宾夕法尼亚大学医学院的学生和年轻教师找到画家埃金斯，邀请他为即将退休的外科教授海斯·阿格纽大夫画一幅肖像画，作为珍贵的礼物送给恩师。为此，画家在阿格纽的诊室里、手术间细心观察了半年才动笔。其实，埃金斯的父亲也是一位外科医生，对于外科流程并不陌生，这一次，他要捕捉外科大师的职业神韵。画面展现的是一台乳腺手术，麻醉师、护士准备就绪，助手正在做标记，阿格纽教授已经做好消毒，手握柳叶刀准备登台。《阿格纽

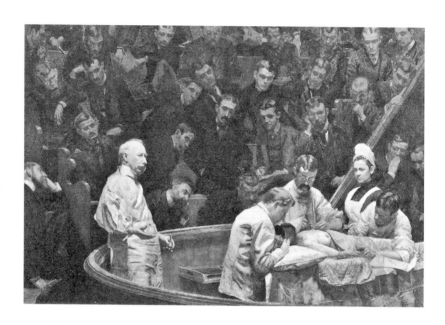

的临床教学》从一个侧面反映了现代外科学的变迁，此时已有了手术衣。画面上阿格纽教授神情凝重，手拿柳叶刀，高度的镇定及气宇轩昂的表现力，给周围的同事、学生、病人及家属展示了一种可敬可信的形象，体现了一种英雄主义的气概。

● 托马斯·埃金斯：《大师与外科手术》

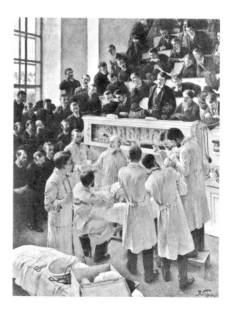

19 世纪末，麻省总医院的外科大师正在施行一台公开手术，年轻的医师纷纷前来观摩学习，场面热烈。这一场景在外科解决了麻醉与消毒的大难

题之后快速发展的那一个黄金时代几乎每天都在上演，催生了外科与内科并驾齐驱的局面。这之前，外科远远落后于内科，只是理发师的副业，难登大雅之堂。

埃金斯的相关医学题材画，具有写实、浪漫及个人英雄主义的表现特征，展示出一位医生，尤其是一位外科医生所独特的气质、睿智、果断和刚毅，以及对疾病的良好把握，这就是医师的形象，也是其为病人及社会所敬重及信赖的原因。医生的气宇轩昂，刚柔并重，敬畏生命，仁爱为怀，在看似冷酷的外表中蕴藏着巨大的博爱仁慈之心。

● 吉尔威克斯：《外科临床教学》

一位外科教授正准备为一位乳腺癌病人做手术，身旁聚集着众多学生，聆听老师的言传身教。现代医学教育的变革源自床边教学的倡导，教师给予学生的不仅是知识和技能，还有职业精神和领悟，因为，外科作为一门高度艺术化的临床技能，有生境、熟境、醇境、化境之别，讲求"鹰眼、狮心、女人手"，不只是技能教练（新术式），还有知识教学（新理论）、生命教育（气度修养），以及灵魂教化（心有灵犀一点通）。

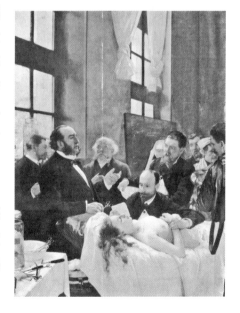

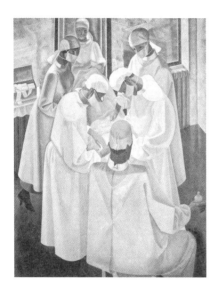

● 布里尔：《外科手术》

这是一幅现代外科手术场景的写实画，画面中一台外科手术正在紧张地进行，手术大夫脸上挂满着宁静和神圣，"下刀如有神"，每一个动作都饱含着专注和自信，每一个眼神都透出仁慈与共情。

● 列宾：《精湛的手术》

俄罗斯大画家列宾笔下的手术场面是最接近现代手术操作的写实画面，白大褂、器械、手术团队一应俱全，但也不乏写意的笔触，大榔头、病人的人工固定，不是麻醉不全，就是画家在有意渲染手术的艰难，也在刻意展现外科手术团

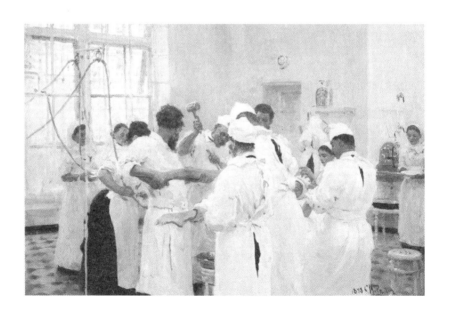

队之间的无缝协作。

由第一幅画的解剖学延伸到多个外科手术场面，展示出外科学的发展。在 16 世纪及以前，外科被称为"理发匠的技艺"，通过师傅带徒弟学习技艺，直到 1540 年有了里程碑式的进步，即允许加盟理发师学会，为理发师外科联合协会。当时的内科医师手指干净，头戴假发，而外科医师则负责处理污浊坏死的组织及肿块，使用的是刀锯等恐怖器械，在没有麻醉的年代，这种场面令人毛骨悚然。直到 19 世纪，外科医师才逐步摆脱与理发师及放血者的卑微联系。随着麻醉与消毒技术的应用，外科取得突破性进展。

画家之所以喜欢将外科医生及外科的整个过程作为创作的画面，应该是这种惊心动魄、变化莫测的场面极容易构建强烈的视觉冲击、良好的动感对比、精彩的灵魂碰撞及难忘的记忆启迪，由此必然成为传世的佳作。

通过这些不朽的名画，我们看到了解剖学与外科学的发展历程。作为今天的医学生及明天的医生，应该洞悉自己的职业追求，那就是这些名画中所展示的医学大家的风范。

● 菲尔德斯·路克：《医生》

这是医学人文的经典画作。这幅创作于 1891 的油画不是凭空而作，而是源于画家的一段悲伤的人生经历。1877 年，画家的孩子身患重病，延请当时的名医穆瑞来诊疗。当时儿科诊疗技术十分落后，穆瑞大夫能使用的药物与技术都十分有限，仅有一些止咳剂（桌上的红色小药瓶），还有冷水敷额头退烧（床头的水壶、器皿）。但在交往中，穆瑞大夫的道德修为让画家感悟良多，深深地触动了画家的心灵，尽管他的儿子因为病情恶化而不治身亡，却让画家理解了医学的使命不仅是对病人的施救，还有对病人痛苦的细微体察与关怀，是一门"柔

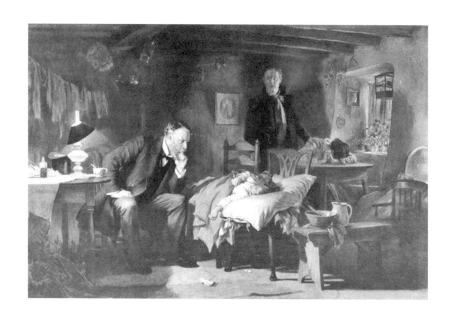

性的科学"。画面上穆瑞大夫彻夜守候、陪伴，用他仁慈的目光抚慰着
患儿，用眼神与孩子交流情感，同时也在为寻找最佳的治疗方案而陷
入沉思。此时，画家本人也出现在暗处，静静地观察着穆瑞大夫亲切
的举止与神情，把他印在脑海里。孩子的母亲已经因过度悲伤而伏案
啜泣。十几年后，他终于有机会把这一情景记录下来，创作了这幅著
名的画作。整个构图美妙而富有动感，蕴含着丰富的故事及想象空间，
表现出艺术与医学及人文的精妙融合，透射出医患之间的崇高信任与
性命相托。

　　在当时，医患之间关系是那样的淳朴与令人羡慕，医生作为生命
的拯救者，备受社会与病家的敬重。虽然当时的诊治条件极为简陋，
只有一些药水、丢弃的纱布、用过的水盆及毛巾等，没有今天所拥有
的抗生素及先进设备，但医生用他们的真诚关怀、爱心奉献及竭力挽
救生命的努力，获得了病人及家属的信赖。此时展现的医生形象及社
会角色，已超越了一般契约关系的"服务者"，并上升到人道的关怀及

博爱的情怀，上升到人类追求的崇高精神层面，只有医疗技能和精神修炼达到至善与圣洁的至高水准的人，他们的身上才能具备这种禀性，达到这种境界。

● 劳伦斯·阿尔玛·塔德玛：《艾格医生》

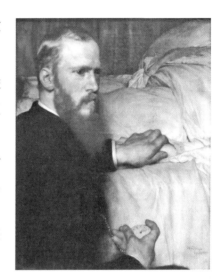

　　这幅画展示了艾格医生在床边诊察疾病时的神情与专注，反映了他对病人的疾苦感同身受，视病如亲的职业素养。画作十分注重细节的表达，眉宇间的忧思、目光里的悲悯、指尖流淌的温暖，都使一位富有人道主义情怀的医生形象栩栩如生。

●《现代医学教育大师韦尔奇》《现代临床医学大师奥斯勒》

　　画面中威廉·韦尔奇目光炯炯，心怀大爱。这位约翰斯·霍普金斯医学院的创院元老，也是首任院长，不仅是一位著名的内科大夫，还是著名的公共卫生专家，20世纪初，被誉为美国四大名医。他曾受洛克菲勒基金会委派来华考察，参加过北京协和医院的筹建。

　　威廉·奥斯勒与威廉·韦尔奇联手将霍普金斯大学医学院办成世界一流学府，开启了床边教学的新模式，韦尔奇晚年被封为爵士。他的很多名言至今仍在激励着医学生们，如"医学是一门不确定的科学与可能性的艺术""行医是一种艺术，而不是交易，是一种使命，而不是商业""医生的天职是扶伤、救穷、治疗，用知识、技能、爱心与正直去承担最艰难的工作。"

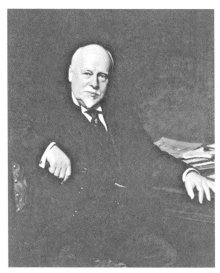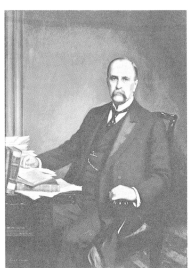

● 康斯坦丁·汉森:《芬格教授的听诊》; 杨·斯特恩:《一心赴救》
（又名《生病的夫人》）

在没有听诊器及现代诊察技术的年代里，一袭黑色装束（喻示神秘、圣洁）的芬格教授只能贴近病人的前胸去聆听心音，分辨细微的病理征象，这是一项有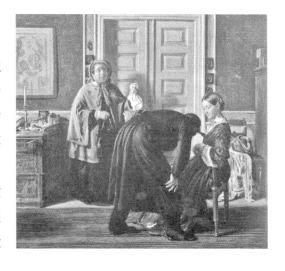相当难度的临床技艺，而且还处在一个十分尴尬的距离（闯入病人的私密空间），怪不得站立一旁的老姬一脸的不畅快。

那是一个技术的质朴时代，没有太多的医疗器械，甚至没有白大褂，医生与百姓别无二致，如同家人，唯一能标识医生身份的是他们的神情与举止，还有他们与环境的融洽。杨·斯特恩的代表作是这幅《一心赴救》，画面中病妇无力地斜靠在座椅上，身着黑衣黑帽的医生刚刚来到病家，还来不及完全脱下外套，就用一只手急切地为病人探脉，神情专注而凝重，与之对应的是病妇满脸的

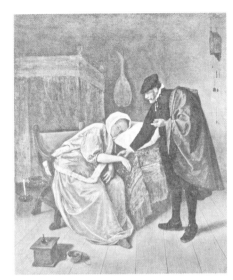

释然，仿佛苦海夜航遇到了生命的救星。

● 拉·贝勒维尔：《儿科诊室》

画面中反映了 19 世纪初叶法国巴黎一所儿科诊室的真实景象，医生和助手正在接诊一位怀抱婴儿的母亲，坚毅而关爱的神情让孩子的母亲找到了支撑，身后一大群待诊的家长神情各异。身后的学生助手为老师预先了解了患儿的基本病况，老师再做必要的补充询问，无疑节省了问诊的时间，增加了病人就诊的便利。

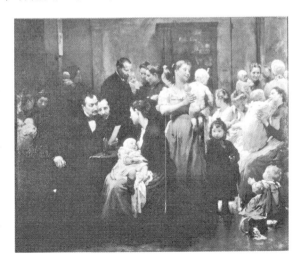

● 罗克韦尔:《注射室的风景》;考维尔:《征服黄热病》

罗克韦尔是一位谐趣画大师,善于描绘乡间百姓的世俗生活。画

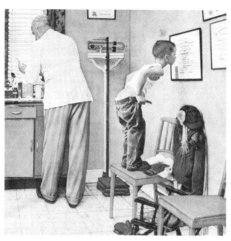

面中展现的是简陋的乡间诊所场景,一位乡村医生正背着身子备药,准备给少年病人注射,孩子毫无惧色,早已爬上椅子,提着裤子在仔细阅读墙上的注射室工作规定,似乎要找一点大夫伯伯的纰漏,足见当时医患关系的融洽和谐。

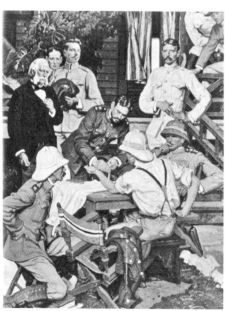

1902年,古巴医生卡洛斯·芬莱向美国黄热病研究委员会主席里德报告,黄热病是由埃及伊蚊传播的。后来该委员会验证了这一假设。这幅画记录了这段真实的医学史故事,画面上拉泽尔、卡洛斯·芬莱、里德医生在古巴的康威尔营区进行黄热病实验。拉泽尔自愿被蚊虫叮咬感染,后来不幸死于黄热病感染,献身于人类传染病防治事业。

●《第一次看牙》

　　临床中，有一部分牙病病人存在就诊恐惧心理，究其原因，大多源自儿童时期牙病诊疗体验的不良心理投射。在这幅风俗画中，一位牙医正在为儿童第一次看牙，画面上牙医伯伯满脸堆笑、慈祥、和蔼，身体前倾，仿佛在给孩子讲故事一般，他将诊察用的牙锥藏在身后，诱导孩子张嘴，慢瞄快取、闪进稳拿，让一旁的家长为之感叹，相信孩子们也会欣然接纳。

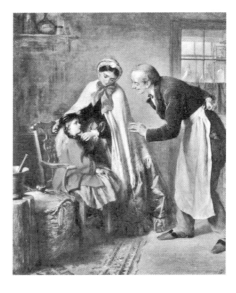

● 格雷特·都:《医生拔牙》

　　这幅荷兰风俗画展现了17世纪荷兰的牙科小诊所温馨和谐的景象，诊所里不仅有病人与鹰头椅，画面深处还有头颅骨和小提琴，牙科大夫在熟练地为病人拔牙，鹰头椅可以阻止病人身体下滑，医生空闲时还要琢磨牙床的形态学，练琴一定有助于手法的提升，旁边的一小筐鸡蛋大概是这次诊疗的诊费吧。

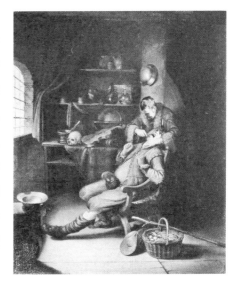

● 《科赫在工作》

科赫是德国著名细菌学家，以发现结核杆菌而著称。人们对他显赫贡献背后的真实生活存在很多想象，这幅画给我们展示了真实的科赫实验室景象，宁静而专注，繁复而有序。

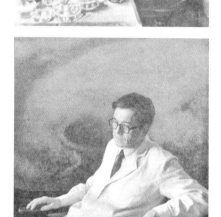

● 靳尚谊：《医生》

这是一幅作者以协和医院急诊专家为模特创作的医生肖像画，透出画家心中对医者的理解：坚毅、淡定、仁厚、慈爱，以及处变不惊。

● 常振华：《争分夺秒》《奋不顾身》

该画是"抗击 SARS 的白衣天使"组画之一，曾荣获 2003 年全国美展大奖，反映医护人员在 SARS 病毒流行期间紧急动员，救助病人于急难之中的瞬间，至今仿佛还能听到医护人员快速而轻盈的脚步声。

该画也是"抗击 SARS 的白衣天使"组画之一，曾荣获 2003 年全国美展大奖，反映医护人员在 SARS 病毒流行期间不顾被感染的个人危难，依然坚守在临床一线的情景。许多人为此献出了宝贵的生命，他们的功勋将被人民永远铭记。

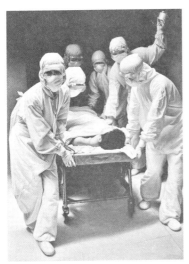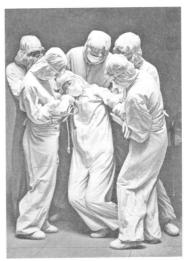

● **常振华：《医者神圣》**

　　该画是"抗击 SARS 的白衣天使"组画之一，曾荣获 2003 年全国美展大奖，反映医护人员在 SARS 病毒流行期间忠诚事业、救死扶伤、心怀神圣、敬佑生命、甘于奉献、大爱无疆的利他情怀与奉献精神。

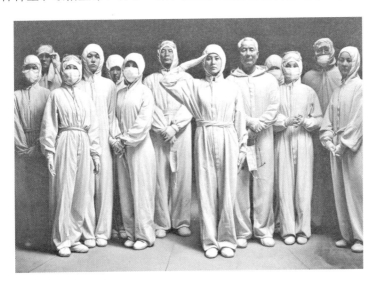

- ● 凡·高：《加歇医生》

这幅创造拍卖天价的名画，
是凡·高自杀前两周为悉心照料
自己的加歇医生绘制的肖像画。
画面中的加歇医生表情忧郁，透
出职业的共情、悲悯和博爱，与
桌面的花瓶和明丽的桌布形成强
烈的对照。

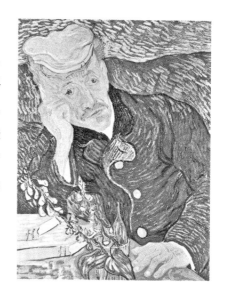

- ● 白求恩：《白求恩大夫自画肖像》

白求恩受过良好的美术教育，
经常动手创作油画，留下不少好
作品。 这幅创作于特鲁多疗养
院的自画像展现他罹患肺结核之
后叩问生命意义的一刻，他的眼
神里透出迷惘，为寻求"向死而
生，转身去爱"的人生价值，他
随后奔赴西班牙，组建输血小分
队，活跃在救护前线，再后来参
加援华医疗队来到中国，献身于
中国人民的抗战事业。

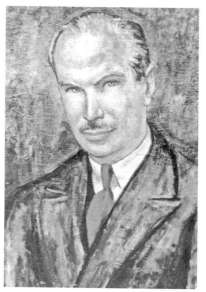

● **大卫：《实验室里的阿方纳大夫》**

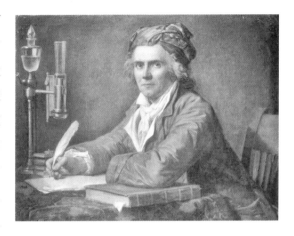

　　端坐书桌前的阿方纳大夫是一位富有探索精神的临床大夫，他不满足于临床诊疗的体验，在自家书房的桌上架起检测仪器，动手做一些简易的实验研究，鹅毛笔正在书写着观测报告，炯炯的目光里充满了求知欲。

● **孙景波：《白求恩抱病救伤员》**

　　此时此刻的白求恩大夫因手术中被手术刀剖伤而感染，左手已不再灵便，却仍然用右手顽强地为伤员处理伤口，在他心中，多救一名伤员就是多杀一个敌人。

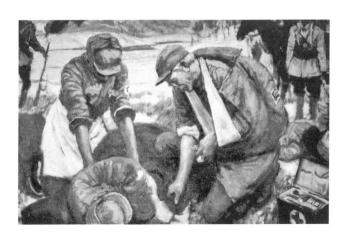

● 戈雅:《救渡: 与阿雷塔大夫在一起》

　　弗朗西斯科·戈雅是西班牙浪漫主义画家,也是一位病人画家。画面上已经 74 岁高龄的戈雅旧病复发,满脸痛苦与疲惫,身体佝偻地坐在地上,双手呈强迫状,扯拉着被褥。阿雷塔大夫从背后支撑着戈雅的病体,右手端起一杯水,正在喂戈雅,脸上充满着关切和悲悯,双方的亲密关系不像是医生与病人,而形似一对兄弟。每一位医生都应该有救渡之心,帮助别人,将他人从苦难中拯救出来,引渡到彼岸,蓦然回首,自己也置身彼岸。

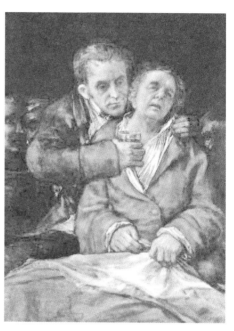

● 杨·斯特恩:《查尿说病》

　　这是一幅荷兰风俗画,画面中医生在病人家中巡诊,他娴熟而自信地运用了当时先进的验尿技术为女病人检查尿液,分析病情,做出正确的诊断。

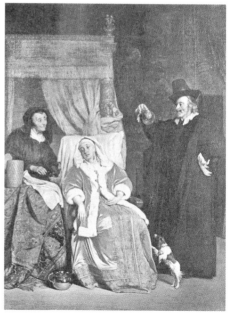

● 鲍迪：《巴雷截肢》

　　17世纪之前，法国的外科医生与理发师同属一个行业组织——外科及理发师协会。画面中准备实施截肢术的巴雷大夫既是外科学鼻祖，又是一名理发师，战争将他征召到前线充当外科大夫，虽然没有麻醉和消杀技术，但他的截肢手术还是挽救了许多战士的生命。

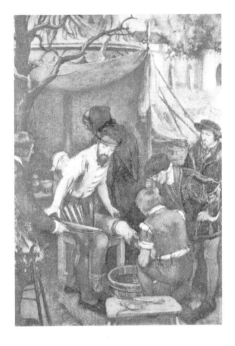

●《威廉·哈维为查理一世演示
　血液循环学说》

　　生性谨慎的哈维在发现血液循环数年后才公开自己的研究成果，发表前还不忘找机会觐见查理一世国王，为其演示血液循环原理与学

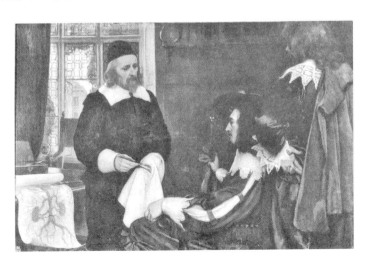

说，可见哈维以"血液循环"新学说取代"血液潮汐说"真不是一件容易的事情。

● **《乙醚麻醉下的剖宫产》**

　　疼痛曾经是手术的一大难题，有了麻醉术才克服这一障碍。画面中一位产妇在接受剖宫产手术，但在乙醚麻醉下，手术进行得很顺利，产妇不再呻吟、更不会撕心裂肺地呼号，不过麻醉深度很不好掌控。如今，虽然无痛分娩已经成熟并普及，但人们也不能忘记过去那一段悲催的历史。

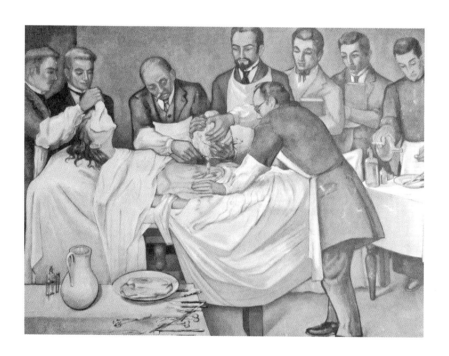

● **杰弗瑞·亨利：《呵护》**

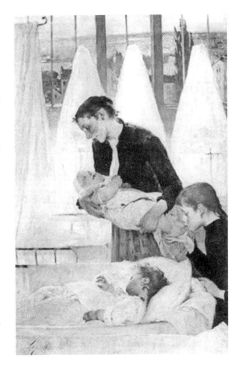

现代护理技术源自女性特有的关怀技能——关切、关注、关爱。画面中护理人员对婴儿的细微转运动作背后流淌着母爱般的温柔、慈爱，以及浓浓的呵护之情。

● **罗克韦尔：《家庭儿科诊所》**

这是一个温馨的家庭诊所，医者的和蔼、家庭氛围的轻松、交流的充分与舒适，营造了一个其乐融融的就医氛围。

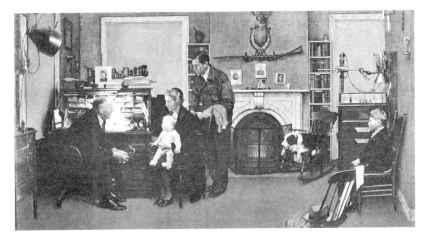

● 《提灯天使南丁格尔》

克里米亚战争中，南丁格尔率领一支专业护理队伍奔赴前线救助伤员，"提灯天使"的出现不仅降低了伤员的感染率和病死率，更为这支军队送去母性的温柔和关怀。南丁格尔也一举成名，不仅成为现代护理的开拓者，也成为英国的国家英雄，她的画像被印上了邮票、钞票，伦敦市中心还竖起了她的雕像。

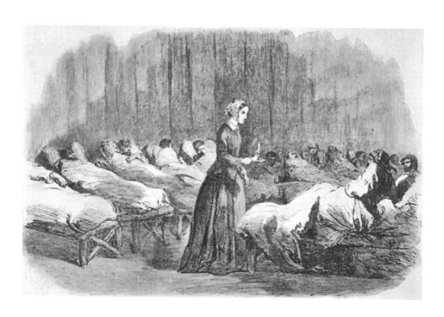

● 布格罗：《南丁格尔的心事》

在画家布格罗的笔下，清纯的南丁格尔小姐满脸的忧郁，她看到了英国社会的顽疾不治，看到了医学在护理方面的严重滞后，怎么能不叫人愁肠百结呢？任何一个改变历史、挑战现实的创造者，一定是一位质疑者，也一定是一位忧郁者。我要改变这一切！我能承受巨大的代价吗？或许，此时，她正接受爱慕她的理查德先生的求爱，而为了献身护理事业，她却要割舍儿女情长，怎么办？走出温馨的家，拒绝情侣的爱恋，独自选择终身守望的护理事业吗？这毕竟不是一个轻率的决定。

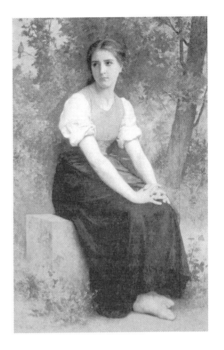

● 瓦格顿：《春风化雨》

护士迈着轻盈的脚步，满面春风步入病房，送去温暖，送去呵护，病人的忧伤随风而逝。护士的基本步态就是踮起脚尖，不经意中表现出友善、悲悯和敬畏。

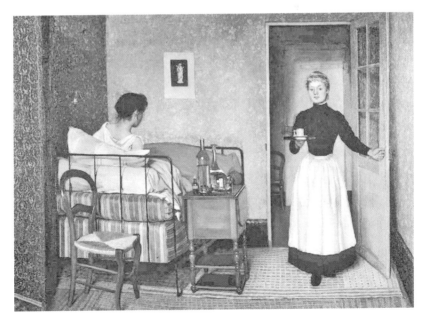

● **夏尔丹:《悉心照料》**

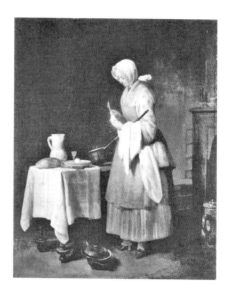

画面中,护士的着装几乎与百姓无异,环境也并无现代医院的标识,能体现护士职业特征的是她的行为和气质。她正在为病人准备营养膳食,虽然只有牛奶、面包和正剥壳的鸡蛋,但她脸上镌刻的真挚、虔诚和关切,让每一位观摩这幅画的人都为之感动。诚然,医学再先进也无力彻底改变人类生老病死的进程,医生、护士能做的是给予病人充分的技术帮助、人性的挚爱和职业的温暖,以提升他们的生命质量和尊严。

● **加布里埃尔·埃米尔:《红十字会护士》**

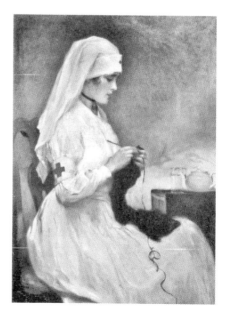

这幅画展现了一位工作之余为亲人编织毛衣的护士形象。一如护理工作的那份宁谧、虔诚、执着,她们身上的素洁装束或许不是职业素养的标志,但能凸显本色的是心底澄澈的表白,以及嘴角流淌出的爱和善。

●《院外救护》

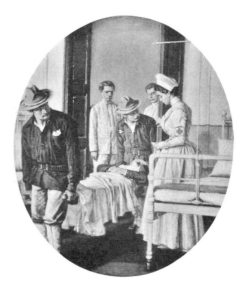

18世纪末，医疗救护开始由医院内拓展到医院外，首先是担架院外救护，后来才有了马车救护车。这幅画记录了早期院外救护的情景。

最后几幅画描述了护士秀美而圣洁的形象。人们常常把护士称为白衣天使，因为天使是生命和爱的象征。护士是天底下最高尚的职业之一，她们用柔弱的肩膀挑起了呵护健康、挽救生命的神圣使命；面对渴求健康的目光，她们以细致的护理和温情的关爱传递着生命的力量，鼓励着病人越过心灵的沼泽、摆脱病魔的困扰、树立健康的信心，营造的是千家万户的幸福和健康的安详与美满；护理工作艰辛劳苦、琐碎不易，虽平凡但却伟大，如春天的雨露滋润病人久旱的心田，如夏天的清风吹走病人病体的伤痛，如秋天的明月照亮病人健康的期盼，如冬天的阳光温暖病人苍冷的忧伤。

在鲜花盛开的时节，人们更多的是赞美繁花的艳丽，而忽视了四周映衬的绿叶，如同著名医院与知名医师如日中天的时候，人们似乎忘记了护士的关键而基础的作用。当走进病房，看到最多的是匆忙穿梭的护士身影，输液、吸氧、抽血、注射、发药，还有检查体温与脉搏，枯燥的护理操作在一双双优雅的纤指间完美展示，病人苍白的脸上有了血色，无助的眼神有了希望。以优美的画作赞美护士，让世间相信挚爱，让人间坚信真情，让善良温润人性，让健康源于灵魂。这也许是艺术家们通过画作期望传递的意境！

西医东渐，开启身心健康与社会进化百年转折

方益昉 *

有别于 19 世纪初抵华的医学传教，到了 19 世纪与 20 世纪之交，奥斯勒医学人文精神西风徐来，直接与千年传统禁锢以及利用医学传播宗教展开全面抗衡。对于更加宏观的中国现代化进程而言，医学人文对促进华夏思想启蒙，呈现崭新的里程碑意义。

西医东渐不仅为中国带来治愈疾病的执业医生，同时还通过与社会各阶层直接沟通的医生群体，为中国带来了现代救人理念、医学体系设置等专业思想。其中，最有价值的是，入华西医对中国现代化人才培养所起的社会推动作用，对唤醒人性功不可没。这些以往被忽视的医源性社会科学视角，越来越彰显医学作为宗教侍女的社会地位已逐步弱化，医学人文精神正推动着东方巨人开启身心健康与社会进化的百年转折。

---

* 方益昉：旅美学者，上海健康医学院。

现代医学充任宗教侍女，有规划、有规模地登陆华夏，已成学界共识。1835 年，彼得·帕克（Rve. Peter Parker MD.，1804—1888），清代通事旧译"伯驾医生"者，入驻广州十三行猪巷（HOG LANE）3 号，即新豆栏街 7 号丰泰行（Fung-tae Hong，San-taulan street）行医，如今已被视作西方传教士医生来华执业的源头[1]。

1840 年代鸦片战争后，以往各色人等不得擅自离开十三行"自贸区"地界的老规矩被废，对外籍人士的约束空前松动，西方医学获取更大的活动空间，开始在中国内地到处传播。例如，传教士医生洛克哈特（Rve. William Lockhart MD.，1811—1896，旧译雒魏林）立即北上，开设浙江舟山医院，还在上海开设了第一家西式医院，即仁济医院的前身。

几乎与此同时，医学知识的传播方式也更加层出不穷。晚清主要的医学书籍包括合信（Benjamin Hobson，1816—1873）所著的《全体新论》（1851 年）、德贞（John Du dgeon，1837—1901）所著的《西医举隅》（1875 年）与《全体通考》（1886 年）、傅兰雅（John Fryer，1839—1928）所著的《全体须知》（1894 年）等。

至 19 世纪末，入华西医终于从陪嫁丫鬟登堂入室，争回现代医学专业化、现代医院建制化的世俗名分和社会地位。以 1887 年创刊的《博医会报》（*The China Medical Missionary Journal*）为标杆，此前医学报告中的活动传教色彩明显，此后科班出身的医学博士不断来华，以从事医学诊疗为主，专业含金量很高。《博医会报》上的临床实践与基础研究论文水准堪称世界一流。西医东渐实质性地提高了华夏民众的健康素质，并展示了现代科学技术的社会变革能量。

随着越来越多历史档案的开放，学界有必要重新认识和解读西医东渐，对西医入华的关键节点重启历史评估。本文旨在重构 19 世纪西

---

[１]　Edward V. Gulick. Peter Paker and The Opening of China. Harvard University Press, 1973.

医产生的社会价值，从宏观视角整理威廉·奥斯勒医学思想的智慧，如不确定预测、多元性结局对中国病人诊治案例的个体关怀与群体意义，甚至对中国社会未来走向的客观引导。

基于笔者发掘出来的原始英语和汉语资料，吾自忖足以多视角进入观察研究。在现代西方医学教育系统下，尤其是19世纪晚期奥斯勒医学人文境界与框架下培训的专业医学人士，是否有助华夏民族走出蒙昧，构建走向现代化的医源性价值，这是本人学术关注的重点。为此，笔者整合自己近年发表在《文汇学人》《科学》杂志等媒体上的原创文章，构成本文主体，有关史料来源和细节表述，不妨参阅原作。

西医入华简史：市场助推下的社会进程

在拥有医学博士专业训练的传教士到达中国临床执业之前的数百年，早期来中国内地传教士已经开始玩票医学，旨在公关皇室以图皇上开恩，方便传教。17世纪时，西方传教士看准康熙大帝热衷数学、物理等西学，允许他们出入紫禁城的良机，张诚（Joan Franciscus Gerbillon，1654—1707）、徐日升（Thomas Pereira，1645—1708）、洪若翰（Jean de Fontaney，1643—1710）、刘应（Claude de Visdelou，1656—1737）、罗德先（Bernard Rhodes，1646—1715）、罗怀忠（Jean-Joseph de Costa，1679—1747）、樊继训（Pierre Frapperie，1664—1703）等传教士，先后炫技医术，讨好皇上来获得准许传教的赏赐。其间，金鸡纳树皮缓解了康熙的疟疾症状，即为流传已久的宫内医事[1]。

其实，明代万历年间首批入华传教的利玛窦（Matteo Ricci，

---

[1] 有关金鸡纳与康熙的传说，记于樊国梁《燕京开教略》"皇上未达药性，派四大臣亲验，先令患疟者服之，皆愈。四大臣自服少许，亦觉无害，遂请皇上进用，不日疟瘳。"康熙因此信任传教士，并"特于皇城西安门赐广厦一所（即北堂，又称救世堂）"。但此事未见于清宫官方纪录。

1552—1610），已经意识到利用人体生理、解剖等医学常识，可以当作传播上帝福音、拯救灵魂的敲门利器。为此，他特地撰写有关大脑的专著《西国记法》，稍后刻印的还有汤若望（Johann Adam Schall von Bell，1591—1666）所著的《主制群征》，以及邓玉函（Johann Schreck，1576—1630）所著的《泰西人身说概》和《泰西人身图说》，这些都是最初介绍西方医学知识的汉语出版物，但临床医学诊疗没有显著跟进。1569 年，天主教会虽在澳门设置西式医院，却始终没能迈进中国内地半步。

1690 年，传教士白晋（Joachim Bouvet，1656—1730）和巴多明（P. Dominicus Pareniu，1665—1741）为康熙讲解人体解剖，其讲义包括韦尔内（Guichrd Joseph Duverney，1648—1730）所著的《耳部解剖生理》（*Otology*，1683）、托马斯·巴托林（Thomas Bartholin，1616—1680）与卡斯巴·巴托林（Caspar Bartholin）合著的《新的普遍观察》（*De unicorn observations novae*，1678）等。康熙听到兴头上，也会传旨整理缮写讲义及插图，如满文的《钦定格体全录》共计九卷，涉及解剖、循环、化学、毒物和药物。巴多明将手稿定名《按血液循环理论及戴尼斯发现而编成的人体解剖学》（*L.anat omie de I.homme suivant la circulation du sang, et lesnouvelles decouvertes par Dinis*），寄往法国科学院。同时，北京文渊阁和畅春园，以及承德避暑山庄分别藏有抄本，却从未刊印面世。"此书乃特异之书，故不可与普通文籍等量观之，亦不可任一般不学无术之辈滥读此书"，康熙数言，耽误本土学者 200 年无缘接触西方医学新成果。

相对而言，上述明末清初传教士带来的"人身说概"等先进的解剖生理知识，还算不上临床意义上的西医东渐。发生在康熙身边的医疗诊治，流传范围局限于皇宫、皇族生活圈，也算不上西医临床技术的社会传播与实践应用，最多算是传教士的公关活动罢了。先进技术在爱好新奇的康熙眼中，不过是打发时间的闲余消遣玩物。泱泱皇土无须师夷之长技、顺应时代潮流，皇上担忧新学异说会危及江山社稷。康熙晚年禁教，礼部于 1724 年 2 月 11 日，即雍正二年正式颁布禁令。

　　直到 19 世纪上半叶，现代医学方才逐步获得默许，登陆广州十三行区域，作为外籍商贸人士暂居此地的临床诊治配置要素。以郭雷枢（Thomas Richardson Colledge，1796—1879）为代表的临床医生，敏锐地发现了其中的传教机会，他们建议教会遣派医学传教士，"代替他们进行的有系统的正规教学和传道的是，应当让他们治疗病人、满足病人的需要，在他们的医疗实践中，还要渗入宗教、哲学、医学、化学等"。由此看来，代表西方先进技术之一的医学诊疗技术，要比晚清洋务运动开始后引进的各类"奇技淫巧"，足足提前半个多世纪。

　　早在彼得·帕克医生入驻广州十三行执业行医之前，起码有 4 位西方远洋商船上的医生下船登陆，留下一过性的临床行医痕迹。他们是：曾任"阿尼斯顿"号（Arniston）商船外科医生的亚历山大·皮尔逊（Alexander Pearson，1802 年来华），先后担任过"洛德·瑟伯"号（Lord Thurber）、"赛伦塞斯特"号（Cirencester）和"库茨"号（Coutts）商船外科医生的约翰·利文斯通（John Livingstone，1808年来华），以及做过 5 年商船外科医生的郭雷枢和"卡利多尼亚"号（Caledonia）商船外科医生的布拉德福德（后两者来华稍晚，分别为1826 年和 1828 年）。

　　此外，跟随商船途径华夏的西医，理论上可以追溯到更早的明末清初时期。广州十三行初具雏形时，外国商船已经抵达珠江。但是，关于早期南洋及西洋的船东是否已经具备医学常识，主动为货轮配置船医以确保人船安全的问题，还没有定论。白晋神父在 1669 年 11 月30 日的书信中谈到，他所搭乘的"安菲特利特"号（L'Amphitrite）商船，自法国赴华。历时半年抵达广州后，船上病人不得不先上岸接受治疗。这一细节暗示,当时尚无有效的长途远洋船医制度,或者商船上的医疗条件和技术水准还不如岸上的清朝中医。

目前,途经华夏的远洋船医痕迹最早可追溯到 1752 年,荷兰籍"格尔德马尔森"号(Geldrmalsen)商船不幸沉没于南海海域。20 世纪 80 年代的深海考古发现了刻有外科医生弗雷德里克·贝尔肯洪沃(Frederik berkenhonwar)姓名缩写的西医诊所必备的常规器械遗物,同时面世的还有大量来往华夏的货物贸易清单。显然,贝尔肯洪沃医生活跃在中外贸易航程中。但他是否在华行医,目前无从考据。

这样看来,迟至 19 世纪伊始,国际贸易为华夏大地意外地架起了西医入华的跳板。也就是说,首批在华从事西医开拓性工作的医生,还不能全部算在传教士医生的分上。以 1 800 年以后入华的 4 位随船医生为例,他们不仅服务于船上人员,也服务于暂居沿海地区的外籍人士,以及慕名前来的当地病患。4 位西医先驱工作在华夏大地分别行医 4～15 年不等。

需要强调的是,与澳门 1569 年教会设立的西式医院不同,首批来中国内地的医生是作为船东雇员,即东印度公司专业人员,而非欧美教会派出的传教医生。营养卫生学和传染病学的大量史实表明,为远洋商船安排职业医生不是虚应阵势,而是关乎人命与船货安全的头等大事。著名的维生素 C 的发现线索,就是来自远洋航程中的营养单一不平衡。在活动空间有限、工作人员集中的漫长旅途中,职业航海家认识到营养单调造成的微量元素缺乏会直接导致人体免疫力下降,进而导致传染病极易传播。因此,驻船医生在漫漫旅程中肩负着疾病早期发现、病人及时隔离的生命守望重任。即使抵达贸易港口,船医的工作还在不断地延续。由于随船人员与岸上人群密切接触,往往会引起呼吸道疾病、性传播疾病的集中暴发,其危害性与突发性,甚至比漫漫旅途中所发生的疾病传播更加猝不及防。随着经验的积累,未来的海关港口检验检疫制度也将逐步落实到船医的工作职责中。我国第一代西医黄宽、何启医学博士，从19世纪60年开始就曾先后担任过海关检疫官职务。

在评价西医入华历史意义的学术建构中，东印度公司驻澳门的资深外科医生皮尔逊的影响力权重尚未得到充分认识。早在1801年，皮尔逊作为皇家外科学会成员，经常随远洋商船来往广州、澳门等地。1805年，他获得圣安德鲁学院（St Andrews）医学博士后被派常驻澳门，主要工作是直接为岸上员工服务。因此，广州十三行行商有机会与其合作，首创社会共建防病机制，即在19世纪开局前几十年，中外行商协助西医登陆，既服务常驻外商，又传播医术理念，为协助行医、拓展商业空间做出贡献。

19世纪初叶，英国医生琴纳发明了牛痘疫苗，可供预防烈性疾病天花的传染。这绝对是200年前人类社会的高新医药技术，标志着人类从了解以毒攻毒的笼统概念之后，开始主动掌握运用低毒病菌来激活体内免疫力，抵御疾病的科学路径通达了。牛痘疫苗的历史地位，可类比当今科学家试图运用疫苗预防新冠病毒的入侵，可谓功高至伟。

早期牛痘相关产品与配套技术的东输根本没有临床指南，存在许多不确定因素，其疗效疑虑伴随始终。设想一下，在没有冷链运输知识和技术的200年前，商船航运和商贸人员，不仅要解决如何将牛痘疫苗从遥远的西半球历经上百天的海上旅途运达东方港口，同时又要保证疫苗的活性和高效，这本身就是值得医学、运输和商界各方严肃对待的重大事件。

1802年，皮尔逊在澳门启动牛痘接种。同时，且种且摸索，探究牛痘扩大接种规模的临床技术方案和成本效益路径，一些关键细节，比如人员培训、牛痘来源、痘种保存和接种技巧，都是关键的本土化问题，任何一个环节出现纰漏，接种防病将全盘失效。

转折性的机遇出现在 1805 年，广州十三行行商注意到皮尔逊已经在澳门坚持 3 年公开接种防病牛痘，同时散发种痘广告和技术简介。一批嗅觉灵敏、头脑精明的本土粤商开始接洽皮尔逊大夫，发掘潜伏在牛痘上的创新机遇。他们虽不是医学人，但却时刻关注着海外的新产品、新技术和新理念，历来养成的职业思维使他们发现并关注着接种牛痘、预防天花这件医学相关事宜。

重要的历史意义在于，十三行行商判断，抗击烈性天花的技术产品和接种服务一旦在中国全面铺开，不仅将带来巨额的商业利润，同时还可以兼顾做人功德、积善修行。将牛痘引入当时人口居世界第一的中国，特别是居住密度集中的城镇，并为百姓接种，实际上打响了在中国预防天花的百年世纪战役，历史已经肯定了这个来自商业组织的明智决策。在此过程中，中国民间商业组织承担了全社会动员、参与疾病预防、彻底消灭天花的历史性重任。

其实，最早进入中国的西医新产品不是牛痘而是金鸡纳霜。然而，牛痘进入中国的起点、路径与模式完全不同于金鸡纳霜。防病新品从唯一开放的广州登陆，符合十三行自贸区的流通规定。有识之士熟知相关法律事务，先去道台衙门登记赋税，再回行商栈房升匾开张。接下来的新产品、新技术与古老社会如何融合，就是市场的法则和商人的本事了。也就是说，科班出身的医生和连篇累牍的医学，原本并非健康促进的充要条件。十三行集资创新的牛痘接种善局，比耶鲁大学帕克医学博士首次引进现代医学，设立规模宏大的博济医局提前了 30 多年。痘局直接由代表本行商协会的公行出面负责投资运行，出手格局非同一般，大过皮尔逊的"小打小闹"，一定程度上接近现代医疗机构，起码可算是卫生站。

出任痘局接种员者称为痘师，需具备英商馆工作经验，类似现在外资企业履历。首批参加皮尔逊医生培训的，好比黄埔一期赤脚医生，要求其掌握皮肤清洁、刀具卫生、痘症护理和疫苗处置等技术。广州地区民众有钱的花一块银洋，可享受上门服务；贫困的捐赠痘孢脓汁，也可免费接种。前者是纯商业营利的，后者是付出身体代价来交换种痘服务。当年人们担心捐痘会大伤元气，但元气之说在商业伦理下被有效耕织为健康网络，成为十三行的创意发明。

为此，痘师们专挑皮下疱疹硕大的接种对象，截流保存其再生牛痘脓汁，用以下一位接种对象的疫苗。商人们最现实，牛痘大规模接种完全依赖进口不现实，细胞培养要靠人体。如今，基于人体的交叉感染愈演愈烈，从母乳到血清，现代医学已将过往类似的便利手段全部摒弃，纯洁医学被人类自身颠覆得越来越纠结。

1817 年，经皮尔逊一期培训，编撰《引痘略》的痘师邱熺（浩川），即西方人笔下的 A. Hequa 或 Dr. Longhead，归纳疫苗接种内容，提出天花预防的本土服务模式，重点改良疫苗的留种、扩增与保存，程序细节相当接近免疫学和细胞学的先驱性工作。即使皮尔逊的种痘技术已经传世 10 多年，但并未阻碍邱熺与西洋夷技较量的勇气，他最

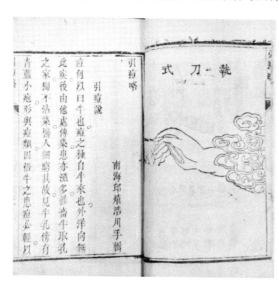

邱熺著《引痘略》，1832
年版

终自成一派。

其实,在推进牛痘接种的市场份额和社会效应中,邱熺面临着诸多困难,如政商干扰、技术困境、疗效质疑。史实是,在那之后的一个世纪,牛痘接种居然在无需政府调控、不依托传统中医的局面下,真的逐渐开展起来。仰仗传统的商业德行和邱系的技术标准,根植于儒家文化的痘局与痘师,严守规范,不敢弄虚造假,逾越雷池。邱禧父子及其后世的天花预防事业造福华夏,史上冠以"邱氏世业"盛名。以今日眼光定位,本质上是转化西方新颖技术,不仅建立中国式生命科学的实用模式,更是首创社会共建防病机制的成功案例。

萌发首季人才,医源性启蒙初始依据

从痘局设立开始,华夏最南部地区的精英个体开始接触世界先进技术,将第一批痘师视作华夏首批医源性现代化人才,这无疑是有史料支撑的。以后,伴随着帕克创立的博济医疗系统的启动,建制化的医源性现代化人才从 19 世纪初开始源源不断地出现在华夏大地。

农家出身的帕克在求学期间就表现出不安分的投机特征。1830 年,他凭借阿默斯特学院(Amherst College)所修学分转入耶鲁大学,一年后拿到学士学位。然后,帕克在耶鲁医学院深造,同

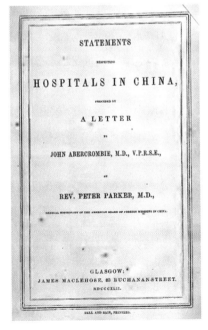

帕克医学传教集辑(季度报告)

时热衷宗教传播。1834 年，他获得医学博士后，还未来得及在美行医操练临床技术，两个月后又在费城获得牧师头衔，成为传教士医生。他匆匆加入远东传教计划，目的是借道宗教，快速通往社会主流，这是当年的成功捷径。

1841 年 9 月，入驻广州十三行，已经行医 5 年有余的耶鲁大学医学博士帕克医生，以中华外国布道会美籍医学传教分会的名义，致函苏格兰首席医生约翰·阿伯克龙比（John Abercrombie，MD，1780—1844），详细介绍入华医学传教业绩，同时借机募集善款，以期拓展行医规模。

史学界应该惊讶的是，帕克在报告中重点分析了加大培训中国西医人才，并将他们送达欧美医学院深造的计划。这份西洋留学提议比目前认为中国最早的容闳版出洋奏议[1]，即 1867 年后容闳向时任江苏巡抚丁日昌首次和盘托出的"教育计划"，至少提前了 25 年。

"基于国王学院已经设立奖学金，专注医学传教培训。皇家外科学院业已培训了专门人才，伦敦教会将洛柯哈特派至中国从事医学传教，中国也应该将年轻人送往英国，接受医学传教培训……其实我们已经实施培训中国年轻医学专职人员的工作，而且非常有效。好多年轻人正在广州接受课程培训，他们与社区关系密切，可用汉语和英语同时教习。有位学生的父亲（笔者按，实为叔父）支持儿子放弃科举，投身西医。已经有纽约医学绅士承诺，皇家外科学院接收几名学生，他就赞助几名学生。为何剑桥、牛津、利物浦、格拉斯哥和爱丁堡的大学不能启动类似计划？"

报告内容翔实，将实施可能、预算估计和尚存难处逐个加以讨论，但对于这份珍贵史料，尚缺乏科学界的深入研究。自民国初年舒新城

---

[1] 容闳著，徐凤石与恽铁樵译 . 西学东渐记——容纯甫先生自叙 . 新世纪出版社，2011 年 .

所著的《近代中国留学史》出版以后，逐渐兴起探索近代中国现代化人才起源之风，学界先后成型幼童说、洋务说、庚款说、女性说等。笔者以为，19世纪最早提议选送俊杰出洋留学，或直接在本土造就外向型国际接轨人才的，还应该包括医源说在内的可能路径。

广州十三行助力中国社会进程所起的历史作用，在梁家彬先生1937年所著的《广东十三行考》一书中基本确立框

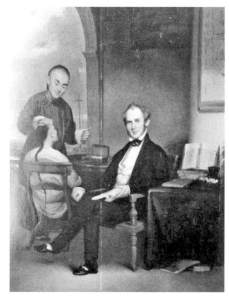

帕克与关韬在诊所（关乔昌画，1839年）

架。尽管后学新论不断，但视野所及很少注意到这个近代开放窗口在促进西医东渐和外向型人才培养方面，特别是西医人才辈出的萌芽迹象，笔者率先整理了学术依据。

本土西医关亚杜

1835年11月4日，帕克在其首日诊所工作日志记载[1]：

"一共来了4位求诊者。一位双眼全瞎的女性，另一位双眼视力几乎丧失，但不忍告诉病人其恢复视力渺茫，几乎没有治愈可能，但声称竭尽全力。还有一位25岁的慢性红眼炎症病人，一位双眼翼状胬肉、伴右侧上眼睑内翻病人"。

---

[1] 内容有细微不同，参阅 Edward V. Gulick: Peter Paker and the Opening of China, Harvard University Press. 1973。

由于帕克医术高超，免费为穷人治病，所以求医者日益增多。能干事、干成事的帕克医生开始师徒式传授医技，最高纪录曾同时指导 5 位本地习医者，从英语教学，到临床操作，进行规范培养。其中，帕克最著名的学徒要算关韬，又称关亚杜（英文名 Kwang Ato），他是帕克研究助理关乔昌（林官，英文 Lam Qua）的侄子。关韬就是帕克经常向西方募捐人介绍父子同心、投身西医传教事业的学习标兵[1]。

19 世纪 30—40 年代，通过科举选拔人才，还处于千年文官制度的兴盛时期。年轻学子普遍以追求功名为首选，以期光耀门第，继而名利双收。而对关家这个十三行地区的传统商家，帕克的出现居然影响了家族规划。商二代后人毅然放弃科举机会，拜师习医救人，用现在的话来说，是属于思想创新、开拓进取的新一代。

从此，本土西医第一人关韬的生平便与新豆栏医局的发展联系起来。1855 年，从费城杰斐逊医学院毕业的医学博士嘉约翰（John Glasgow Kerr，MD，1804—1901）将新豆栏医局升格为包括博济医局、博济医学堂一体化的机构，进一步发展为清末民初与宾州医学院合作的岭南医学院，也就是中山大学医学院的前身。

博济系发展期间，关韬以扎实的汉学与西学复合文化背景，凭借本土西医精英的独特身份，长期服务于博济，成为西方医学传教士云集行业中的顶梁角色。关大夫一度从军，称其为我国军医第一人也许不算夸张。但其人微言轻，在现代科学建军思想被当时的政府全面采纳之前，仅靠个别医生的技能无法全面提升部队战斗力，中日甲午战争的较量就是实证[2]。

---

[1] 帕克医学传教季度汇报，1841 年 9 月版。
[2] 宗泽亚《日清战争》，商务印书馆，香港，2011 版。

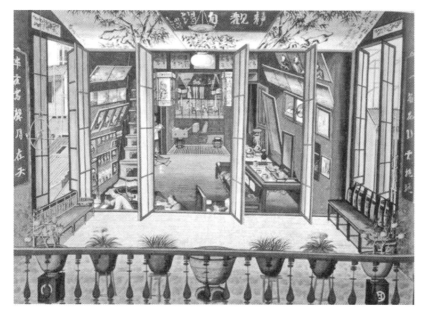

关乔昌画室实景（定官画，1840 年）

病理画师关乔昌

　　帕克行医于十三行，盛邀同文街 16 号绘画作坊的关乔昌画师与其合作。从目前流传于世的大量医学示意图来看，关画师对促进西医东渐乃至西医现代化进程所做的贡献，尤为特殊。而当时我国医学史界对其研究成果的重视程度远远不如包括耶鲁大学在内的西方学界，仅耶鲁医学院图书馆和大英博物馆就整理收藏着上千幅关乔昌的病理画作。

　　十三行边界上的同文街是个华夷混杂的区域，特别吸引小商、小贩。关乔昌原本的主业是绘制肖像作品，由于技术好，销售一幅可入账 15 块银元。但他常被客户议论，因为他不愿为了多挣钱而美化肖像本人，他看到多少细节，就画多少笔墨。所以，借用他的画作，当作研究史料基本靠谱。

把画坊设在特区旁边，争做洋人生意，通常是画坊的基本业态。西洋商人来华定制精美瓷器，常常专门要求烧制家族族徽，或者具有外来文化特色的图案以满足特殊用途。画坊则按照窑场的工艺流程，将外商带来的图案重新绘制成符合瓷器加工标准的中国式作品。

为此，理解并且讲究解剖、比例、视角、焦点、明暗、色彩等技巧的西风画室，在窑场和外商之间架起了西画东渐的桥梁。从明末利玛窦传入西画起，只有苏州桃花坞年画师傅，以及广州十三行瓷画师傅开始掌握西画的基本概念和用色笔触。

掐指算起，关乔昌可称得上 19 世纪最早与国际接轨的人才。他师从英国著名画家乔治·欣纳利（George Chinnery，1774—1852），深得油画真传。在关乔昌的作品中，其肖像、场景、视角和色彩，与欣纳利的大作极其相似。但关乔昌自称比洋师傅画得更好，理由是，钦差大臣林则徐也请他画肖像。

在没有照相机等仪器设备的时代，帕克出人意料地聘请这位懂得西方解剖、透视原理的画家，一起记录了上千个图文并茂的临床手术写实案例。这支史上最早的中外合作医学研究团队，对广州地区的罕见病或者因为缺乏西医外科救治、久病耽搁成重症的病例，如晚期乳腺癌、肉瘤和淋巴瘤的研究记录影响至今。

帕克研究团队积累的原始资料，不仅被博济医疗机构用作未来医学教学案例，也成为向欧美慈善机构募集资金、扩大传教与医疗规模的实物凭证。同文街附近的行贩们都知道，要是 16 号画坊里见不到关画师，那他一定在新豆栏诊所绘制现场病例图。

比如 23 岁的包阿兴，左臂反复骨折，肿大成瘤。1836 年 11 月 15 日上午 11 点施截肢手术，病人一年后成婚，靠卖水果生活。又如 13 岁女孩阿开，右边太阳穴有巨大肉瘤。1837 年 1 月 19 日被麻

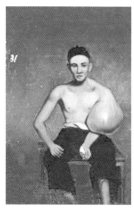
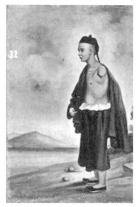
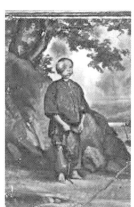
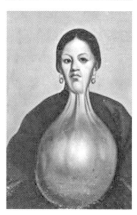
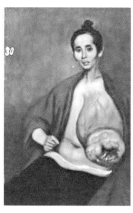

各类病理示意图（关乔昌画，1836—1837 年）

醉后切除，14 天后痊愈。20 岁的杨施，颈部肉瘤下坠至脐部，手术切除后，杨家祖父写下"秋菊初绽馥郁，谨以数语感念先生之大德与高技，今鄙孙子女得以康复，愿先生之名流传千年子孙，愿先生之功德万年遗福！花县杨玉德"。晚期乳腺癌病人更是占了绝大多数。

　　这批华洋精英合作的艺术与医学交叉的肿瘤病案，作为独特的原始资料，不仅符合现代医学共同体的认知规则，还具有社会价值，即南方油画前辈，把握人体解剖常识，胜过中原传统医家。从王清任《医林改错》等医家所述可以发现，清代不乏关注人体解剖的有心人，

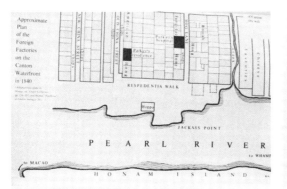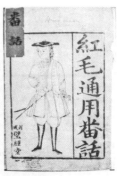

十三行地形图与外语学习资料（1840 年）

但他们孤军摸索，虽有改良传统中医的勇气，但实际解剖学的研究成果却十分有限。

夷务小吏李致祥

　　清法历来规定，外商洋人不得跨出 500 多米长、200 多米宽的十三行外贸窗口。为此，荷兰、丹麦、英、法、美等各国商行，以及潘行（PAN QUA）、伍行（HOW QUA）等华商巨贾，在此构筑高大结实、西式洋派的库房与店面，辟有旧中国街、新中国街、猪巷即新豆栏街等几条通道，不仅直达沿江码头，又与同文街上小商贩相互连通。

　　以往，常来十三行港口的多属远航来华船医。这些外轮公司的雇员，最多待上几年就会离开此地。但自帕克开始，传教医生发誓要拯救他人，终老此地。其言行影响了当时的社会风气，甚至改变了大清命官的所思所想[1]。

　　1842 年某月，十三行的小教堂里举行了一场特殊的基督教婚礼。男方是月俸 15 银元的六品夷务小吏李致祥，女方苏珊小姐是美国传教

---

[1] 方益昉 "除了治病救人，西医入华还催生了什么正能量"，2016 年 9 月 1 日载于《赛先生》。

士京威廉的女儿。这个在十三行街区居住多年的基督教家庭,只被允许在距离羊城一里处散发福音小广告,被当地人戏称"番鬼红毛"。在当时,以官二代身份明媒正娶洋二代,李家恐怕真的要数第一人了。年方 28 岁的李致祥原本以为,已在十三行从医多年的帕克医生,理应娶 24 岁的洋牧师女儿苏珊做新娘。

他曾经按捺不住问苏珊是否喜欢帕克医生。苏珊大方地告诉他,自己对帕克医生的爱,是基于对上帝的爱,爱他热心传播上帝福音,爱他用心救治本地病人。这些爱的箴言,即使年轻的李致祥早已得到功名,却未曾在诸子百家中读到过,这番爱的启蒙,要算在异域文化头上。

西洋婚礼结束后,男方在广州城里安排了传统的拜堂仪式,宴请200 多位贺喜嘉宾。据现已定居阿拉斯加的李氏家族嫡孙记载,当日婚宴仅十三道菜,计有"永结同心、百年好合、鸳鸯戏水、红銮金凤、如意吉祥、花好月圆、百子千孙和满堂吉庆"等冷热大餐与点心。

倘若此事属实,相比道光年间农家土豪和氏族大户的婚庆排场,李氏娶亲真是既吉利光鲜,又移风易俗。过去几年,李致祥和苏珊这对受过良好教育的新人,在语言、文学和宗教诸方面互学沟通,继而衍生爱慕,完全合乎情理。乡邻见怪不怪,社会习俗接纳,以致十三行首富浩官伍秉鉴晚年也有过移民美国的梦想。

李致祥随西洋家庭云游各地长见识,最终举家移民美国,替首富同乡实现了梦想。而更多年轻学子的西洋愿景不久就实现了。1845 年11 月 8 日,《伦敦新闻画报》图文并茂地报道,两名来自广州十三行商人家庭的男孩郭亚成(A-SHING)和陈亚裔(A-YOW)从利物浦上岸,8 个月后移居伦敦。"他们外表儒雅、聪明智慧,英语能力日渐提高,开始参与社会活动"。

如果说,新闻画报上少年秀丽的汉字签名还只是他们的出洋凭证,那么稍晚涌现的初晓外语的通事翻译佼佼者，如林鍼（又名针，留轩，景周，景春）、戈鲲化等，竟成为学者型通事，前者曾在曼哈顿法庭为华人主持公道，后者曾任哈佛大学首位华人汉语教授。

当年广州俚语创新"番鬼红毛"，其实也并无恶意，比如出版商壁经堂特意翻印《红毛通用番话》，以满足民间与洋人沟通的社会需求。通事们除了日常语言中介，还记录了诸如《西海纪游草》等海外掌故。在外籍人士拥挤的十三行狭小地界，东西方文化自然接触，传播西洋物事，对于传播先进技术和社会观念的贡献不容小觑。

广州十三行行商在其最后的几十年里关注海外技术，包括医学技术的引入和投资，运用新技术有效改善生存环境，并促进本土外向配套型人才的培养。这些孕育现代化进程的民间萌芽和历史细节，有待学人继续发掘。

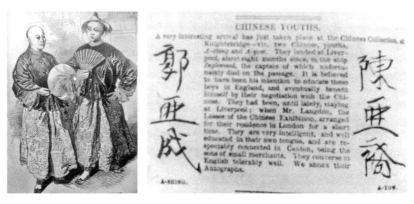

《伦敦新海画报》报道华人赴美（1845 年）

关注生命质量，治病与救人同行

"如果我能看得见 / 就能轻易地分辨白天黑夜……/ 眼前的黑不是黑 / 你说的白是什么白 / 人们说的天空蓝 / 是我记忆中那团白云背后的蓝天 /

我望向你的脸／却只能看见一片虚无／是不是上帝在我眼前遮住了帘／忘了掀开"。

萧煌奇原创《你是我的眼》，自心底发出盲人歌手对光明的渴望，也触及明眼人最柔软的真情，盲人生不如死，我们能做些什么？自古以来，不乏有心人讨论眼疾诊治技术。但是，直到来华传教医生运用现代文明手段，才真正为盲人，特别是青少年失明人群，点亮心灵光明。这时晚清西医直面医学能力所限，因此要另辟蹊径提升失明人群的生活质量，通过开创中国最早的盲人教育，开启心智与社会救助的先声。

1889 年，广州芳村率先设置我国现代教育建制下的盲人学校，即明心盲人女子书院（Ming Sun School Blind Girls），又名明心盲人书院（Ming Sun School for the Blind）。在此之前，西方传教机构对残疾弱势人群的技术救助已经开始，其中包括 1887 年创办的山东登州启喑学馆，

即中国第一所聋哑人学校，成为现代残疾救助事业逐步启动的标记。

19 世纪后期，现代化曙光初现。王清福旅美从政，呼吁提高华裔美国人的法律地位。广州芳村长大的伍廷芳，成为第一个获得伦敦林肯大学法学院博士学位的中国人。成批的广东籍后生成为容闳率领的旅美留学幼童团主力。

至于现代医学人才的萌芽，在近代洋务史上历史更久远。广州青年关韬率先弃科举学西医。19 世纪50 年代起，黄宽（Wong Fun）、何

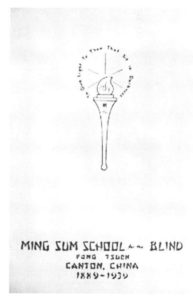

广州明心盲人书院 50 周年

启（Ho Kai）、金韵梅（May King Kin）先后获英美医学学位，而获得纽约女子医学院医学和科学（MD/PHD）双料博士学位的金韵梅，恰是明心盲人书院创始人的学妹[1]。

1885年，王韬小结西洋技艺，可算作学人的认知进步。"西人穷其技巧，造器之用，测天之高，度地之远，辨山冈，区水土，舟车之行，蹑电追风，水火之力，缒幽凿险，信音之速，瞬息千里，化学之精，顷刻万变，几于神工鬼斧，不可思议。坐而言者，可以起而行，利民生，裨国是，乃其荦荦大者"。（《淞隐漫录》自序）

也就是说，19世纪80年代晚期西学气候渐成，引进现代残疾人救助理念，即临床诊治与技能训练并行，有社会基础。美国长老会米尔斯夫妇（Charles Rogers Mills）来华传教34年，在启喑学馆首先尝试特殊教育。米尔斯夫人曾在纽约训练聋人手语，她将现代音标运用在学馆的教学中，该校翻译的分级识字课本，还有设计的手语字母表，无疑是中国聋哑教育的最初教材。

2年后，旨在盲人救助的明心盲人书院由积累了50余年在华行医经验的博济医院，以及新潮的夏葛女子医学堂（The Hackett Medical College for Women in China，1899—1936），给予技术上和经济上的扶植和资助，使得明心盲人书院的残疾救助能力大大超过了启喑学馆。1939年，明心盲人书院创办50周年，真正践行了"为黑暗中枯坐之辈点燃光明"的校训。

纵观华夏历史，医学界缺少对盲人，特别是青少年盲视群体的医疗诊治和人性关爱。传统医学的眼科论述主要针对成人和老年病症，而对先天性、遗传性和外伤性儿童失明病人的病理、心理和人生辅导，

---

[1] 方益昉：《文汇笔会》（2017年11月18日），《知识分子》（2016年6月27日），《赛先生》（2017年2月6日）。

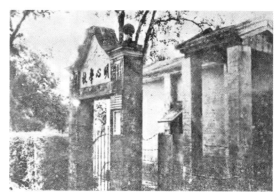

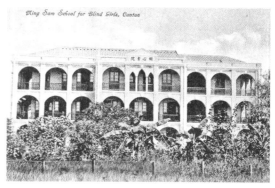

明心盲人女子书院（又
称明心盲人书院）

几乎是一片空白。

　　简而言之, 华夏传统眼疾诊治基于五行学说, 参合全身脉症, 但在急性流行性眼疾暴发时, 从整体入手的慢郎中诊治观, 无疑是隔靴搔痒, 实效有限。自唐代孙思邈所著《千金要方》强调生食五辛、夜读细书等因素, 容易导致眼病后, 开始对功能性光学生理退化的预防有所涉及。

　　"宜用金篦决, 一针之后豁若开云而见白日", 应属中医古籍中最早、最有价值的有关白内障治疗记载, 且为华夏医家与古印度等域外文化交流的成果。《秘传眼科龙木论》集历代名家论说, 包括金针拨内障以及钩、割、镰、洗等技艺。从此, 除了内治的经络调理, 外治也实施起来，直接引入熏、洗、点、拨以及针灸、按摩等技术手段。

有趣的是，科学史家还依据作为眼疾矫正器的老花镜，讨论帝王政治意识，即乾隆爷一生拒绝使用眼镜，旨在不受外物限制，却又念念不忘之（石云里《科学春秋》）。皇上拒绝使用老花镜，因而病态长存。

从帕克到雒魏林，早期来华的执业医师都有特色治疗项目，比如专治眼病，疗效快，容易吸引本地民众接受医疗服务，其本意利于他们迅速传教。从广州、澳门到上海，洋医生以眼科打前站拓展西医，在一定程度上与 19 世纪的常见病特点有关。

以雒魏林落脚的沪上黄歇浦与洋泾浜交界处为例，沿袭了百年的药局弄、大夫坊上，尽管传统医疗服务行当云集，但在 170 多年前，岐黄术并不擅长眼病治疗。相反，当时最流行的剃头担子倒是眼明手快，他们不仅帮人理发，还及时介入刮眉、按摩、挖耳、拔牙，甚至"刮沙眼"服务，眼、耳、鼻、口一条龙，项目之多难以想象！

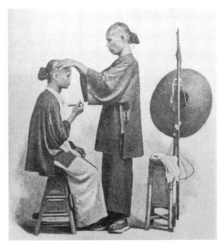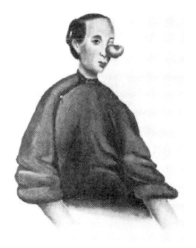

19 世纪剃头担子手艺全、危害大

而本地眼疾流行，恰恰与剃头匠有关。在没有抗生素眼药水的 19 世纪，眼睑微生物感染和季节性传播往往导致结膜炎暴发，俗称红眼病。此病反复发作，极易继发睫毛倒刺，从而更加刺激眼睑结膜，引起红、肿、痛、热，沙眼衣原体密布，以及眼睑菌落水泡成灾[1]。

剃头匠说，那就刮痧治疗呗！于是，他用同一把污染的剃刀，刺破了无数菌落，虽然暂时缓解了眼部症状，却加剧了眼疾的交叉感染。有些自以为是的匠人，有意将病人眼睑内侧的泪腺剔除，据说可以根除内毒外侵，结果却引发结膜炎频发，以及结缔组织增生，严重者危及角膜感染，甚至失明。剃头匠的不当处置，使得眼疾在人口密集的人群中愈发不可控制地流行开来。

2011 年，美国国家卫生研究院（National Institutes of Health，NIH）的论文在分析 19 世纪中国眼疾发病和病患处理方式后，确认在西医东渐之初，眼科担任了西医先锋。通过快捷有效的治疗，眼见为实和亲身感受到症状的缓解和抗感染的疗效，让民众开始相信西方医术。被中医文化主导了 2 000 年的古国民众，逐步认可接受西方医术，部分人继而信仰西方宗教[2]。

从技术上说，传教医生关注常见病，贴近老百姓，这样的医疗路径是成功的，至今值得推广。其社会效应是，传教医生为缺医少药地区的百姓提供了实质性的医疗补充，不仅赢得了治病手艺好的名声，也提高了西医东渐的诚信度。

1854 年，海上著名学者王韬在 8 月 24 日记载，"是日赋闲，至医院听英人说法，受主餐"。1858 年 10 月 3 日，"（孙）次公患目赤，同诣春甫处诊治"。仁济医院立足沪上，传教行医两不误。仅历时 10 年，本

［1］　Eric Jay Dolin: When American First Met China，Liveright 2012.
［2］　Chi-Chao Chan etc, The First West-Style Hospital in China, Arch Ophthalmol, 129(6): 791−797.

地居民一旦脑筋、眼睛不好使，已然习惯寻求西式处理方案。传教医生来华主旨在于扩大教会影响力，他们做到了且改变着社会士人阶层[1]。

100多年前，广州博济医院技术有限，无法还盲童以光明，但启动了盲童救助计划，及至夏葛女子医学堂成立，配备全职护理专家，手把手教授明心学堂盲童按摩技术，两家现代医疗机构融合人文理念与专业技术，符合19世纪特鲁多的现代医学人文伦理，"有时去治愈，常常去帮助，总是去安慰"。

1882年，26岁的玛丽·奈尔斯（Mary West Niles，汉名赖马西）获纽约女子医学院博士学位。也就是说，她与中国首位医学女博士金韵梅曾经同校2年，两人毕业后均在中国行医传教。同年10月19日，刚刚抵达广州的赖博士，接受时任广州博济医院院长嘉约翰的邀约，负责医院内科、外科的诊治业务。

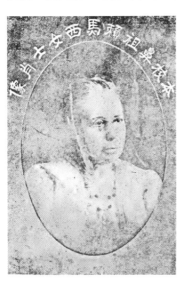

赖马西博士

1885年起，赖马西被医学传教会正式任命，负责博济医院妇女儿童业务，先负责博济书院女生的教学工作，不久又承担起男生的教学任务，曾担任1886年入学博济医院的孙逸仙同学的授课老师。赖博士无疑是博济医学诊治、西医教学系统的首位女教授。

1889年起，博济医院先后收诊5名无法复明的女盲童。嘉约翰院长得知女孩的亲友已经将她们视为"废物"后，当即决定将孩子们留在医院附属学校学习，并由赖马西医生负责

[1] 方益昉《西医往来人才出》载于《文汇报》"文汇学人"栏目（2017年3月）。

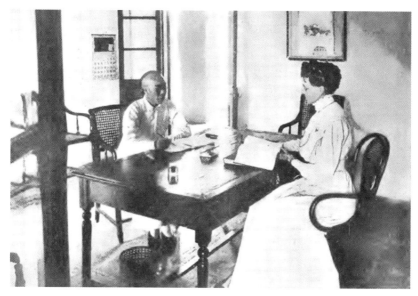

富玛丽博士

她们的日常生活与学业管理。

随着富玛丽博士的加盟, 旅居广州的西方传教社团对女盲童的救助正式实施。富玛丽医生早期的施医诊所, 以及后期建设的夏葛女子医学堂, 都全力介入明心盲校的建设工作。学校工作主要由赖马西主持, 在其休假期间, 则由富玛丽代劳。

明心盲校办学史上最重要的工作, 是建立了盲文培训系统。为了提升盲童救助质量, 博济医院专门雇佣盲文训练教师, 不仅拯救盲童自信的灵魂, 还要教会她们日后的生存技巧。

香港伊尔德塞姆教会 (Hildesheim) 的冯·泽尔霍斯特 (Von Seelhorst) 与赖马西合作, 将西式盲文读写体系粤语化, 有助于本地学生接受和领会。同时印制盲文版的圣经与文学作品, 充实年轻的心灵, 继而又从明心盲校的优秀学生中培养了更多的第二代盲人教师, 比如雷学楷 (Suet Kai Lei)、余燕起 (Yan Qi YU, 安妮) 等。前者从家庭

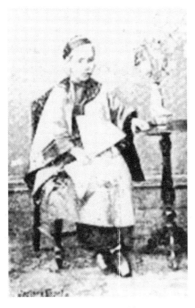

粤语盲文系统

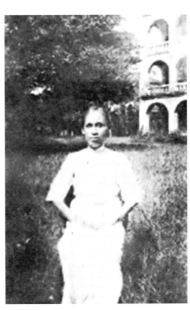

首任教师吴太姑   二代雷学楷老师

弃儿成为明心盲校校长助理,而后者将盲校教学培训计划移植到昆明地区落地生根。

1889—1939 年,明心盲校从早期单纯招收女生,到后期也少量招收男生。半个世纪以来,总计培训了 506 名盲人,其中 404 名女童、66 名男童、2 名成年按摩妇女,以及 34 名成年技能男性,可谓一炮打响,成绩斐然。

盲校学生大部分来自广东偏远地区,也有专程从广西、福建,甚至上海来的学生。1908—1939 年,

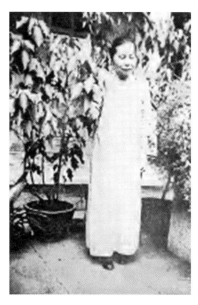

二代余燕起老师

有 160 名学生初小毕业,其中在 128 名女同学中,有 27 人从事布道,21 人在各地盲校教学,9 人在常规学校教学,4 人从事医学按摩,3 人从事家政,30 人从事手工技能,19 人结婚成家,其余 15 人滞留在家。

从医学史出发,挖掘眼科在华行医、继而救助盲人的史料,其学术价值在于从被刻意模糊的形而上学视角,找回中国盲文教育的启动

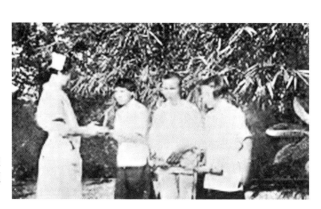

夏葛女子医学堂首席注册护士颁发证书

机制。放在当下强调人才创新的话语体系中，凸显近代妇女的特殊创新贡献，重现残疾女性自强不息的魅力。在充满人性、祥和宽松的生存环境中，敬畏生命、尊重人格、提倡个性，使得每一朵灿烂的生命之花，终有机会得以绽放。

女性意识觉醒，在西医东渐中重生

20世纪20年代，舒新城所著的《近代中国留学史》将女性留学的启动时间定于1914年庚款赴美，从而大大低估了当时女性踊跃留洋学习、从事妇幼医学的史实与规模。1885年，宁波籍妇产科医生金韵梅在纽约获得医学学位，稍后留学美国的还有福州籍医生许金訇、九江籍医生石美玉和康爱德，以及上海籍医生曹丽云等。她们是各地教会资助下的首批海归医学女专家。

学成归国后，这批经过西方文明熏陶的现代女性精英，继续在国内培训了一大批巾帼专业人员，使之成为从事医疗服务的先驱团队。女性医务人员不仅成为中国历史上妇女独立行医的开拓者，而且也是社会发展进程中妇女顶起半边天的事业先锋。

比庚款旅美更早的女性留学生，还包括民国首位哈佛博士赵元任的太太杨步伟。1913年，时值23岁的杨步伟获得留学日本的机会，独自艰难地完成了6年制的严格医学专科培训。回到北京后，杨步伟开设森仁医院，兼任妇产和小儿专科大夫，其专业女性的特征，深深地吸引了旅美的赵元任博士。

在当时世俗的适婚年龄，杨步伟没有首选相夫教子，却远赴海外求学，其独立生活与工作能力兼具的现代女性新形象，成为时代风景。以笔者家族的私人档案为例，中国近代女性留学风潮甚至影响了浙东沿海的小城镇。一些富裕且开明的家庭容许女性去日本学医，归国后服务家乡父老。当地民众普遍接受新式妇产科服务，这是民风渐开的时代改革特征。

除了留学海外，清末国内各大城市也在教会的支持下，纷纷开设自己的西医培训教育机构，以广州教会学校培养的女性医生最多。1879 年，广州著名的博济医院附属博济医学堂开始招收女生。江浙地区最早从业的本地女性医护专业人士出现在 1909 年玛格丽特·伯顿（Margaret E. Burton, 1885—1969）出版的《中国妇女教育》中，即在同仁医院独当一面的圣玛丽书院毕业生"Wong Ah Me"。从译音上判断，这是一个再普通不过的沪上平民之家的姑娘芳名，沪语俗称阿妹头，为了上学临时加姓，尚可译作"王阿妹"。同时记载了苏州妇孺医院的石福妹医生（Zah Foh-me 或者 Zoh Foh Me），她 1908 年去世，共计从业 12 年。东吴大学医学院的官方文件中，至今可以查阅到其前身博习医院培训班中的女生记录，包括石福妹、俞林芝（Dora Yu、Yu Ling-tsz 或 Yui Ling-tsu）等。俞林芝聪明好学，熟悉韩语，还致力于将医学知识在中韩两国间的传播。

全国先后成立的还有广州夏葛女子医学校（1899 年）、北京协和女子医学校（1908 年）、广州赫盖脱女子医学专门学校（1909 年）等，培养了大批妇幼诊治和保健护理人才。这些教育机构既顺应潮流，呼应了当时世界各地掀起的女权运动，也为知识女性争取了职业权利。女性妇产科医生的批量执业，契合华夏文化中的性禁忌，也符合古老西方文化中，女性身体特别是女性私处不得暴露于男性的传统观念。维护女性生殖器官的私密性，在一定程度上唤醒了女性意识，促进了女性妇产科医生群体的崛起。

女性意识的觉醒不仅表现在职业群体中，作为病人的女性个体，同样勇于直面现代医学，坦然接受异性医生的诊疗。沿海地区首先承受住了半个世纪的外来文化冲击，上海、福州、天津，包括北京，成

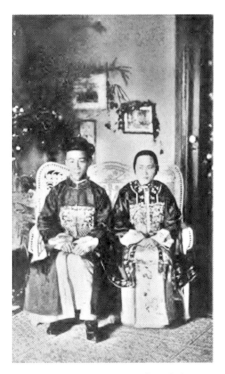

新婚医生夫妇合影——西式环境中的女性（清末）

立了培英、慕贞、中西等女校，素质教育唤醒了女性的自我意识，夯实了社会接纳平台。1900年前后，女校已出现在保守的中原地区，放开"三寸金莲"就是女校的重要贡献之一。

毫无疑问，医学女性，特别是从事妇幼事业为主的女性医务工作者，在涉及生殖、宗教和家庭等概念时，自身脑海的观念首先重组，其日常言行自动成为社会时尚典范，从而推动对产婆、消毒、育儿、婚姻乃至女性独身等生活习俗和社会模式的改革。西医逐年东进带来了理念更新和严肃思考，旧式家庭与传统社会必将经历意识形态上的冲击，最终踏上事实认可的进步轨迹。医学女性的历史贡献，大大超出了医学范畴。

比如，金韵梅大夫在女性着装改良方面就曾引领时尚生活，其精神风貌独树一帜，其职业妇女的特殊影响力融入了妇女的日常领域。许金訇大夫则直接参与政治生活，曾代表北洋政府出席国际会议。因此，盛誉许大夫为近代女性政治家先驱，似也名副其实。

对普通女性更有示范性和启发性的，是女性医护人员的独立个性，其自愿选择独身方式的比例相对较高，以便最大限度地服务社会，这是中国女性史无前例的独立精神表达。经济独立起来的女性，更有能力自主选择爱情、婚姻和家庭。

种种细节表明，在近代中国的沿海地区，前卫知识女性的集体行动与世界女权运动没有完全脱节。虽说女病人的康复疗效与观念改变可以直接带动亲朋邻里的文明观感，但毕竟辐射范围有限。唯有专业医学女性的日常示范效应，才更具有冲击固有生活模式的爆发力，这一过程包括了对生育还是不育、怀孕还是流产等医学与社会的双重问题的亲历和解答。

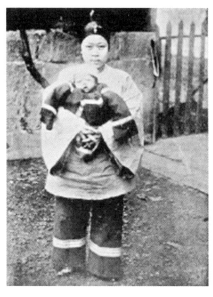

晚清成功的剖宫产案例（1902 年）

如果说，18 世纪法国妇女领袖奥兰普·德古热的《女权与女公民权宣言》，揭开了女权运动的理论序幕，那么产科发展、避孕技术和性学知识，则为女权信奉者提供了实质性武器。新式中国女性也抓住了上述成果带来的机遇，比如麦卡唐（J.H. McCartent MD）医生用照相技术固定下来的剖宫产成功案例[1]。

不容置疑，西方社会的技术发展和社会改良，同时引发东西双方的女性意识苏醒和女权运动崛起。中国女性在性或者基于性的私人化家庭行为激荡中参与程度不低，参与时间不迟，且不可避免地与宗教约束、社会习俗发生正面冲突。

晚清西医东渐中，我国男性医师从事妇产科临床实践，也是打破男女授受不亲传统羁绊的标志。1886 年，孙逸仙刚满 20 岁，尚未从

[1]《博医会报》，1902 年。

香港中央书院正式毕业。经他的美籍受洗牧师喜嘉里（Rev. Charles B Hager）介绍，转学至广州博济医学堂专攻西医。

自 1835 年耶鲁大学医学博士帕克设立博济医院的前身博济医局起，半个世纪以来，博济管理方积累了珍贵的西学东渐经验，懂得洋技艺也必须融汇中国本土文化。所以，他们在教学中严守"男女授受不亲"的儒家礼法，禁止男生进入产房，不得学习接生婴儿、处理妇产科疑难杂症。为此，孙逸仙很羡慕同学中的 4 位女生，他向时任院长嘉约翰博士建议，"学生毕业后行医救人，遇有产科病症也要诊治。为了使学生获得医学技术，将来能对病者负责，应当改变这种不合理的规定"。

从费城杰斐逊医学院毕业的嘉约翰院长思想开明，其实他内心也主张按当时西方医学院的标准系统培训学生的技能。于是，院长顺水推舟，允许男生参加所有妇产科的教学活动。尽管 1 年后，孙逸仙转学至香港华人西医书院（Hong Kong College of Medicine for Chinese），但博济医学堂经过孙逸仙的呼吁，产生了近代首批妇产科男性精英，他们可称作中国最早的男性妇产科学员，即最早的男性妇产科实习医生。

孙逸仙呼吁医学院男生从事妇产科，首先是思想解放的体现，认同男女平等观念，另一方面，他了解社会底层，深知仅依靠传统的产婆等民间习俗，无法应对越来越严重的生育危机。1892 年 7 月 25 日，《中国邮报》（China Mail）登载香港华人西医书院康德黎院长的毕业祝词，从中可以看出前辈医者对孙逸仙等首批男性医科毕业生从事妇产科的鼓励和推动。"经过 5 年的辛劳，现在我们毫无保留地把我们的劳动成果无私地奉献给伟大的中国，因为在目前的中国，科学还鲜为人知，也没人懂西医；外科手术亦没人尝试过去做，只有巫师神婆横行，谎称能治病救人，害得成千上万的产妇枉死，婴儿夭折"。

1892—1894 年，毕业后的孙逸仙在中国澳门全职行医 2 年。史料表明，其间他对妇产科相当关注，孙逸仙懂得利用媒体做宣传，他在葡萄牙文的《澳门回声》上刊登了证明自己是妇产科高手的文字资料。

"陈宇，香山人，六十一岁，患沙麻八年矣，辛楚殊常，顷在医院为孙医生割治，旬日便痊，精健倍昔。

昔又西洋妇某，胎产不下，延孙治之，母子皆全。

又卖面人某，肾囊大如斗，孙医用针刺去其水，行走如常。

又大隆纸店两伴，误为毒药水焚炙心胸头面，势甚危殆，孙医生用药敷之，旬时就愈。

又某客栈之伴，与妻口角，妻于半夜吞洋烟求死。次晨八点钟始有人抬到孙馆，如法救之，亦庆更生。

又港之安抚署书写人尤其栋，患吐血症多年不瘳，华医束手，亲造孙医求治，一月奏效。"

孙大夫为外籍女性处理难产大功告成的广告医案，有力地吸引了社会各界的目光。据此，称孙逸仙为良医，而且为中国男性妇产科执业先驱，所论有据可依。孙逸仙运用现代文明工具，推动了信息传播，包括妇产科在内的诊治项目，成为其主要的医疗服务内容。作为刚出道的年轻大夫，他在中国澳门大张旗鼓地投资医疗事业：慈善赠医，开张诊所，设立药房。当年报纸上刊登其执业广告，"大国手孙逸仙先生，我华人而业西医者也。性情和厚，学识精明。向从英美名师游，洞窥奥秘。现在镜湖医院赠医数月，甚著功效。但每日除赠医外，尚有诊症余闲在。

先生原不欲酌定医金，过为计较。然而称情致送，义所应然。今我同人，为之厘定规条，著明刻候，每日由十点钟起至十二点钟止，在镜湖医院赠医，不受分文，以惠贫之。复由一点钟起至三点钟止，在写字楼候诊。三点钟以后，出门就诊。其所订医金，俱系减赠。他如未订各款，要必审候其人其症，不事奢求，务祈相与有成，俾尽利物济人之初志而已。下列条目与左：

一、凡到草堆街中西药局诊症者，无论男女，送医金贰毫，晨早七点钟起至九点钟止。

二、凡亲自到仁慈堂右邻写字楼诊症者，送医金壹圆。

三、凡延往外诊者，本澳街道送医金贰圆。各乡市远近随酌。

四、凡难产及吞服毒药，延往救治者，按人之贫富酌议。

五、凡成年包订，每人岁送医金五十圆。全家眷口不逾五人者，岁送医金百圆。

六、凡遇礼拜日，十点钟至十二点钟，在写字楼种牛痘，每人收银一圆。上门种者每人收银三圆。

七、凡补崩口、崩耳、割眼膜、烂疮、沥瘤、淋结等症，届时酌议。

八、凡奇难怪症，延请包医者，见症再酌。

九、番外间延请，报明急症，随时速往，决无迁延。

十、凡延往别处诊症，每日送医金三拾圆，从动身之日起计。

乡愚弟　卢焯之、陈席儒、吴节薇、宋子衡、何穗田、曹子基同启。"

无论是早期的关韬、黄宽，还是以后的孙逸仙，他们在女病人面前表现出了极高的职业素质，因此逐步成为她们生死关头、性命相托的希望天使。麦卡唐医生曾经在一例成功的巨型卵巢肿瘤手术前，记录下女病人充满期待的眼神，那就是她们对现代医学技术、对医生无国界理念的最佳诠释[1]，同时也是其家族男性成员接受现代性别相处之道的实证，否则这样的医学临床案例无法顺利实践。西风开始吹醒不再自甘沉睡的新一代男女国民。

---

[1]《博医会杂志》，1903 年。

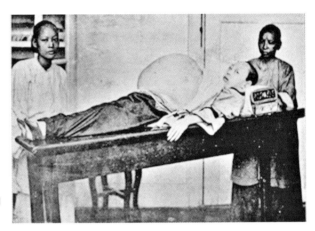

麦卡唐医生成功切
除卵巢肿瘤

入华医者开始体现奥斯勒人文医学精神

　　1912 年，中国医学史上首个男性护士培训班面世。通过此前数十载的西医传播，我国临床医疗服务上"男女授受不亲"的文化障碍从东南沿海到内陆大地，逐步实现全面突破。

　　与西方现代医学的护理学科发展模式不同，中国男性护士加入临床服务，几乎从一开始就伴随了西医东渐的全部历程。从 1805 年广州十三行设立痘局建制，男性痘师为百姓接种牛痘，到 1835 年帕克设立眼科诊所，培训雇佣关韬为医护助理开始，我国宽泛意义上的男护理从业态势，比于 1875 年在福州设立妇婴护理的首位女性传教医生西格尼·特拉斯克（Sigourney Trask MD），足足提前了半个多世纪。

　　1899 年，规模宏大的广州夏葛女子医学院的设立，标志着东南沿海的思想解放与医学进步，批量催生建制化的本土医学女性涉足跨性别的职业性护理科目。与此同时，内陆地区女护士服务男病人仍存禁忌，风气未开。现代化意识启蒙之初，在幅员辽阔的中华大地上，难

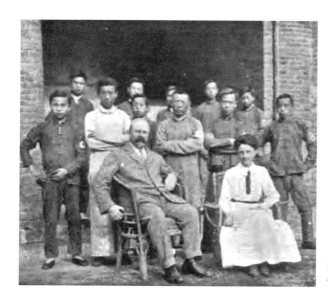

霍奇纪念医院的男
性护士结业合影

度之大与传播之慢，可见一斑。

　　"必须认识到另一个不同之处，女护士不能照顾男病人。我们预
计，女性护理理念的实现，还需要经过多年努力。目前所知唯一的
案例，乃是战时在红十字医院的一次尝试。一般认为，此地聘请妇女
从事护理事务，目前只能处于间接层面"[1]。为此，汉口霍奇纪念医院
（Hodge Memorial Hospital，即普爱医院）从沿海地区聘请资深女护士
赴鄂培训男性护士。

　　"目前，有16名小伙子正在参加最少3年的课程培训。他们的年
龄为16～22岁，都接受过至少一次的基本启蒙教育，有些是其他医
院派来完成我们规定课程的。每个小伙子都要接受一个月的预科。最
初6个月，除提供食物外，每人每月还享有600现钱的生活补贴。过
渡期结束，如果表现令人满意，他们的补助将增至1 000现钱，直到

[1] W.Arthur. Tatchell: "The Training of male nurses" in China Medical Missionary Journal. September 1912, p.268−273.

他们通过所有考试。此后他们的薪酬还会增加,而且还提供医院制服,左袖佩戴红十字,上面缝着不同数量的白色横条,以表明每个人的资历等级"。

从 19 世纪初零星上岗的男性医护,到建制化批量培训男性护士执业,适应过程几近一个世纪。1903 年,重庆地区的麦卡唐医生在其清除女性巨型卵巢囊肿的手术记录中,特意声明麻醉工作由男性助理杰克·王先生担任。麻醉师于现代外科的重要性,不言而喻。

西方教会派遣传教医生入华之初,对医疗目的有明确的功利要求。在华医务传道会(The Medical Missionary Society in China)会长郭雷枢(Thomas R Colledge)直指医学须担负起宗教传播的侍女角色。

传教医生的工作重心,就是最大限度地招募信众,即通过免费赠医,以计算入教人头为考核指标。为此,他们编写大量通俗易懂,具有各地方言特色的祷告词,利用一切可能的时间、空间,让病人听到上帝的福音。

还是以 20 世纪初的麦卡唐医案为例,"我被唤去出诊,处置宫缩启动后已达 3 天的产妇……病情一旦确定则无可逆转,只能建议产妇

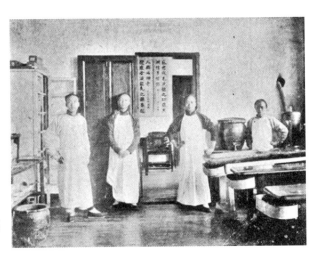

手术室里的本土男护士

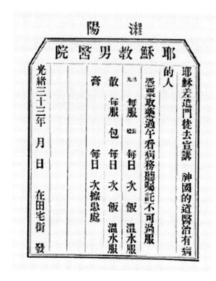

处方上的宗教色彩

接受剖宫产。这是产妇的唯一生存机会，也是唯一可能拯救胎儿的途径"[1]。

此案发生在 1902 年，医生方面并未将宝贵的生命拯救时间浪费在烦琐的传教细节之中。类似的医案，也在 1887 年面世的《博医会报》（ *The China Medical Missionary Journal* ），特别是晚期的版面上发表。可见事情正在悄悄发生着变化，包括医学共同体内部，也传出了与郭雷枢们不同的声音。从 1907 年 5 月出版的《博医会报》开始，编辑委员会直接将杂志名称中的传教标记删去，以突出其科学立场。

有文字表明，"医学传教士讲述妇女背上长有巨大的痈疖肿块……拿出一把刀插进去……本次传教所包含的野蛮和犯罪部分被忽视了。那个人的名字，应该从医疗传教登记册中删除，他的身体应该被扔在外部的黑暗中"。

在 1886 年新成立的中国教会医学会，简称"博医会"（The Medical Missionary Association of China）章程中，学术共同体逐步达成共识，首先是传播医学科学，其次医学传教，再次才是传达教会信息[2]。

所以，面对历史性的影像记录，研究者值得沉思。当身患巨型卵

[1] 尤婷婷，吴珈悦，方益昉.中国最早的破宫产案例，中华妇产科杂志，2019，4：285-286.
[2] H.W.Boone, The Medical Missionary Association of China: Its Future Works in China Medical Missionary Journal. March 1887, p.4-5.

1907 年 3 月号和 5 月号的《博医会报》刊名变化

巢囊肿的富家女子已经处于无法正常卧睡，其小脚和双腿无法支撑比其体重还甚的肿瘤以及自身肉体，完全影响病人自由行走时，到底由谁协助她，是否去往外籍男性西医处就诊？

答案无非是，其家庭和家族不顾外界非议，方有该女子获得现代医学救治的机会。病人眼神中的最后一丝生存渴望，即是最明确的时代变迁证据。女病人直面为其服务的外籍男医生和本地男护士，现代医学击败了延续千年的封建礼教，开始形成新颖的医患信任关系。19世纪后期的华夏医学生态表明，从女性从业医护人员到女病人，开始撞击男性社会的铁壁，被压抑千年的自我意识终于觉醒。

有别于 19 世纪初抵华的医学传教，到了 19 世纪与 20 世纪之交，奥斯勒医学人文精神西风徐来，直接与千年传统禁锢以及利用医学传播宗教展开全面抗衡。对于更加宏观的中国现代化进程而言，医学人文对促进华夏思想启蒙，具有崭新的里程碑意义。

西医东渐不仅为中国带来治愈疾病的执业医生，同时通过与社会各阶层直接沟通的医生群体，带来了现代救人理念、医学体系设置等专业思想。其中，最有价值的是，入华西医对中国现代化人才培养所起到的社会推动作用，并对唤醒人性功不可没。这些以往被忽视的医源性社会科学视角，越来越显示医学作为宗教侍女的社会地位逐步弱化，医学人文精神正推动着东方巨人，开启身心健康与社会进化的百年转折。

仁济医馆的医患关系
——"医院–社会–患者"模式

高　晞*

医患关系，是医学史和伦理学史上永恒的主题。

医患关系从来只围于医生与患者之间，好坏、优劣，只有二元的价值判断。我们试图离开病床、放下手术刀、走出医院，从另一个角度探讨影响医患关系的本质因素。

之所以会想到换个角度，主要是由仁济医馆的历史特性引发的思考。仁济医馆虽然由教会创办，但其有相当长的一段时间属于上海这座城市，由市民维持，同时回馈这座城市，维护着市民的健康与安全。仁济医馆与上海的社会政治生活有着紧密的联系，在其创办初期便具有强烈的社会和世俗特质。而近代医院所肩负的社会责任和人道主义精神也在仁济医馆得到了充分的体现。正是这些因素决定了仁济医馆在 19 世纪的上海创建了一个只属于仁济医馆的模式，即医院–社会–患者的医患关系。

仁济医馆在服务保障上海市民健康和社会稳定时，确立了一种近代新型的慈善理念，即医院服务于社会与民众，完全有理由请求社会资助，这才是一种新型而正常的医患关系。

* 高晞：复旦大学历史系。

　　仁济医馆与上海的社会政治生活有着紧密的联系，在其创办初期便具有强烈的社会和世俗特质。而近代医院所肩负的社会责任和人道主义精神也在仁济医馆得到了充分的体现。正是这些因素决定了仁济医馆在 19 世纪的上海创建了一个只属于仁济医馆的模式，即医院－社会－患者的医患关系。

　　1844 年 2 月 18 日，伦敦会医学传教士雒颉（William Lokhart，1811—1896）在上海大东门租借的一所民居底楼中接待了第一位上海患者，是为沪上西医诊所的开端，称为"施医院"。至 4 月 30 日的 3 个月内，雒颉共医治患者 3 764 人次。5 月，雒颉将他的医疗诊所移至小南门外，另租借的一所房子，其中有 5 间住院病房、可安放 30 张病床。至 1845 年底，"施医院"已接待患者超过 19 000 人次，甚至还有远从崇明岛过来的患者。1846 年 2 月，雒颉考虑在上海建造一所

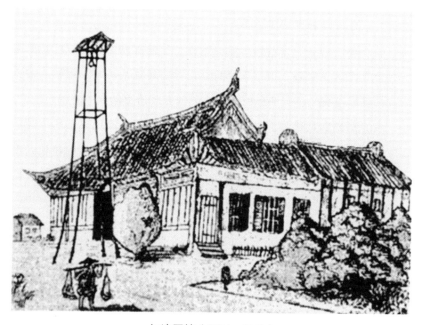

仁济医馆（1846—1861）

医院，他说服居住在上海的 3 位英国商人与他共同组成医院保产委员会，共筹得白银 238 147 两。1846 年 12 月，医馆落成，"施医馆"更名为"仁济医馆"，英文定名为"The Chinese Hospital"，仁济医馆之前没有英文名，在传教士医学报告或是媒体报道中一直称为"Hospital at Shanghai"。

　　仁济医馆是上海第一所西式医院，它让上海百姓第一次接触到了西方医学。在这家医院，无论是医生治病的方法和手段，还是医生与患者的相处关系，都表现得与中国传统医家截然不同。伦敦会教会档案，仁济医馆的医学报告，同时期的中英文报刊、笔记和小说，是重现仁济医馆创始初期的治病场景，及其在上海市民心目中形象的基本素材。翻阅这些资料，可探讨在 19 世纪华洋杂处的上海，仁济医馆是如何营造麦家圈医疗文化，进而创建新型而现代的医患关系模式的。

"功高卢扁"：市民眼中的仁济医生

　　1864 年深秋的一天，宝山县商人顾曰智带着一群人，肩扛着一块题有《功高卢扁》的匾来到仁济医馆，匾额的题记描述了顾曰智在仁济医馆求医的经过：

《功高卢扁》匾额

同治三年甲子（1864 年）秋仲，偶患肝疯致口眼㖞斜，蒙黄春甫先生转挽，韩雅各先生医治得以痊愈。先生心存济世，坚不受谢，因撰句以颜其室，用志高谊于勿谖云。

当日，顾曰智还附赠医馆 4 头猪、1 只肥羊和 6 张病床。

匾额受赠者韩雅各（James Henderson，1829—1865 ），英国人，上海仁济医馆医生兼负责人，他花了 2 个星期治愈了顾曰智的口眼㖞斜之面部偏瘫疾患。来中国前，韩雅各在英国爱丁堡大学和英国皇家外科学院接受完整的近代医学教育，他曾表示"我从未浪费一天时间，我每天穿梭在医院、图书馆和解剖室之间"。求学期间，韩雅各加入爱丁堡医学传教会（The Edinburgh Medical Mission Society），立志当一名医学传教士。他利用休息时间去医院治疗患者或去城市济贫院照顾穷

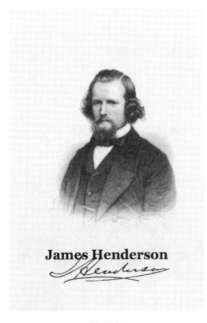

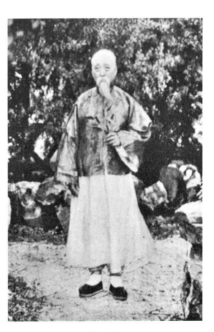

韩雅各　　　　　　　　　　　　　黄春甫

人。1860 年 3 月 23 日，韩雅各与太太由英国伦敦会派遣抵达上海，担任上海仁济医馆负责人。

匾上提到的另一人为黄春甫，是仁济医馆的华人医生，也是上海第一位华人西医。1854 年入馆学习医学，最初跟随雒颉学习，而后协助仁济医馆第二任馆长合信（Benjamin Hobson，1816—1873）工作，合信称黄春甫是"非常踏实而优秀的青年"。1860 年韩雅各接管仁济医馆时，黄春甫已能独立治疗患者。

向医院赠送匾额以表彰医生的功绩，是中国传统文化对医生医术和道德行为认可的主要方式。患者或其家人往往会选用昂贵材料，比如金丝楠木，并请名人题写书法，无形中赋予匾额特殊的收藏价值，这是病家向医生表示酬谢的另一方式，也是对医院"坚不受谢"的另一种补偿方式。仁济医馆开设初期，雒颉就收到过类似的匾额。1862 年，韩雅各和黄春甫因亲临患者戴以恒寓所对其进行"精心调治"而获赠《悉人如已》之匾。同年，马天魁胫骨骨折，在仁济医馆经黄春甫治疗 1 个多月痊愈后，赠黄春甫《功赞耶稣》匾。1876 年 5 月 27 日，一顾姓患者登《申报》致谢仁济医馆为其割去面部毒瘤，黄春甫获"扁鹊再世，华医复生"之赞誉。

然而，在华西医并不认同这种表达感谢的方式。按照西方医生的职业操守和规范，首先需用医学院毕业证书证明自己经过良好的医学训练，完成了一名医学生必须经受的培训；其次，要以医生资格证书为准绳，表明自己有行医资格，因此通常在西式医院墙面上悬挂的是两张资格证书。所以，传教医生对中国患者馈赠的匾额往往表示不理解。有些医生在知晓了匾额的无形价值后，甚至会转手卖给中国人，换取资金建设医院，添置必要的医疗仪器。

其实，韩雅各并没有搞清楚匾上所表述的意思，他甚至将"卢扁"视作两位中国古代名医。正如韩雅各不知道扁鹊是谁，顾曰智也不明白外国医生是用何种神奇之术治疗好他眼斜偏瘫之疾患的。这种现象普遍存在于早期华人病家与西医的交往中。在中国人看来，西医"可转移造化耳之聋者，可治之聪，牙之缺都补之全"，但关于眼睛出现的近视与老花现象，"遍询西医，卒不得其道，中国医生更无论矣"。《申报》曾就此问题求教仁济医馆黄春甫，在《申报》看来，黄春甫"精于泰西医理，在仁济医院行其道，活人无算"，相信他可介绍西医的独特功效，座谈中西医理之不同。然而，学徒身份的黄春甫并没有可能掌握全面的西医知识，自然也就无法解释清楚。

但这并不影响仁济医馆在上海的声誉，王韬是这样描述的："施医院即今仁济医馆也，与墨海毗连，专治华人疾病，主其事者为西医雒颉，称刀圭精手。"旅沪杭州人葛元煦在租界居住多年，人称为"老租界"，1876 年出版了《沪游杂记》一书，在这本"可作游沪者之指南针"的小册子中写道，"仁济医馆，断肢能续小神通，三指回春恐未工，傥使华佗生此日，不嫌劈脑治头风"。不仅如此，还有"洋人设仁济医馆，以外国法治病，伤科尤妙，设馆以来活人无算"。

然而，1873 年 3 月 13 日，《申报》以"恨病自戕"为题报道了仁济医馆一患者因不堪病痛而在医院自杀的事件，并借题发挥：

> 仁济医馆之病房窄而不甚清洁，其秽蒸气味果属难受。即气壮者探望患者而闻之已不堪受，何况患者乎？西人与凡爱清洁，即监狱亦非常清洁，为何独区区病房至于若此。

仁济医馆的病房究竟怎样？19 世纪流行沪上的市民小说《海上花列传》中有多处提到仁济医馆，作者甚至借小说人物赵善卿的身份进入仁济医馆，一窥其病房内幕：

推开一扇屏门进去，乃是绝大一间外国房子，两行排着七八张铁床，横七竖八睡着几个患者，把洋纱帐子四面撩起，掼在床顶，赵朴斋却在靠里一张床上包着头络，著手盘膝而坐。

高大宽敞、空气通透，医生可一览无余地观察患者的仁济医馆大病房是当时上海西式医院的景观之一。无论在游客眼中，还是在上海市民心中，仁济医馆无疑是19世纪上海的一张名片，是展现新上海洋场世界的重要地标，也是城市生活不可或缺的组成部分。然而，在另一方面，迟至19世纪80年代末期，西方医家和中方病家还不能正确理解彼此的意思和思想。那么，医生与病家是如何沟通，仁济医馆又是如何处理医院与社会、医生与患者的关系呢？王韬说仁济医馆"活人无算"，如果患者在仁济医馆死了，那又怎么办？

专业公正：官方救治和司法检验机构

1868年，清政府与英、美驻沪领事议订《洋泾浜设官会审章程》，在租界设会审公廨，受理租界内除享有领事裁判权的国家之侨民为被告以外的一切案件。1869年，上海英美租界会审公廨成立，简称"会审公廨"。从《申报》几乎每天都有的公开报道中可以判断，在英租界，病者治疗、伤者验伤乃至尸体验查工作，会审公廨、巡捕房都会委托仁济医馆去处理。而在虹口地区则委托同仁医院处理。1866年，仁济医馆保产委员会将医馆由伦敦会医生经营改为上海的社区医生经营。这就意味着1866年之后，仁济医馆不再是一所教会医院，其性质发生了根本变化，成为服务于市民的社区医疗机构。

1872年5月25日，《申报》报道一刘姓老妇被英国人的马车撞伤，由巡捕房陈公将其送至"仁济医馆救治，可保残生"，陈公考虑到刘老

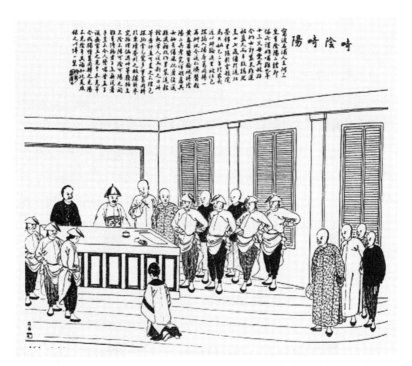

《点石斋画报》1892 年 8 月 18 日之"畸阴畸阳"文，报道仁济医馆黄春甫为巡捕房验视犯人性别

太之子为帮佣工，"无力延请名医，令其前往医馆侍奉，俟伤者能否痊愈，再行定谳"。无论事件大小，凡涉及伤者，一律送至仁济医馆。比如日常无处不在的民事小纠纷，在马路上吵架、在家里打架、马车撞人、偷盗、诈骗、诬陷、火灾、疯子投水、想不通吞食鸦片自杀等，凡涉及伤案或死案，巡捕房无法判断的，便送至仁济医馆验伤。

1872 年 7 月 4 日的《申报》刊有一则"烟馆诬良为盗，以致忿气食烟毙命"的报道：

昨烟馆中有一宁波人，系在洋行执役者，虽不衣冠华美，然布衣朴素洁净，亦断非偷窃下流也。适值烟馆失物百堂倌遂诬此人为贼，欲执送巡捕房。此人再四辩论，店主堂倌执前说，此人气忿遂将生烟四钱吞食入腹，后诸人觉其有异，细询始知其故。此人并言语非死不足以白吾不偷之冤也。即速送至仁济医馆救治。业已无及，竟于昨日夜四鼓毕命。

1875年3月9日，一位待审犯人在巡捕房突然"患病甚沉笃，赶紧送仁济医馆疗救，而事已无及，旋即身亡"。1892年8月，一宁波女子在妓院被法包探拘入捕房，审查时发现她是阴阳双性之人，巡捕房只能"送仁济医馆黄春甫医生验视，将阴阳二具考究详明"。此类需要医学专业验视判断的案例，巡捕房便请仁济医馆出面，或送至医馆查验，黄春甫时常被请去助案审理。

有些伤病唯有送仁济医馆方能获救或治疗。1874年8月21日，江南制造局一铜匠不小心将手臂卷入机器，"送至仁济医馆，据称断一小骨，将来尚可作生活……"，同日，另一水泥匠拆墙时被压倒，"流血不止，送至仁济医馆医治，尚不致殒命"。庸医治病伤人引起纷争，患者也会被送至仁济医馆。

涉及国际纠纷事件，亦由仁济医馆接手。1873年奥国驻沪副领事兼代德美两国翻译之夏士，驾车碰伤一广东女子，"抬送至仁济医馆治伤……殒命"。1874年在法租界一华人闹事，被法国人开枪击中头面，虽未死，却双目失明，"送至仁济医馆"。

仁济医馆几乎每天都有受伤的人员送来，有些患者送至医馆后死亡。对医院来说，接受此类患者冒有极大风险。作为会审公廨指定的验伤医馆，面对吵闹的家属，或是无人认领的尸体，医院一律通报会审公廨或巡捕房，由法律解决。比如1873年某杂货店员吞鸦片后被人送至仁济医馆救治，未果，死亡。因无家属，由会审公廨"按诣仁济医馆相验"。亦有死于医馆的患者家属不愿认尸，此事则由地保出面要求验尸处理。华人擦枪走火而出事，进入仁济医馆抢救后死亡的，由本府官员带领"同仵作书役人等至仁济医馆"观察伤情。1872年，坊间流传仁济医馆治死患者，《申报》特意刊发"张琴宝刃伤毙命事辨误"，称有一患者非致命之伤"送至仁济医馆楼上医治，不两日即可痊愈矣，然则通文馆之传闻竟说是毙命，此事是将另一吞鸦片之人死亡信息张冠李戴之误，兹特为辨正如此"。1891年6月2日，南江人沈某在法租界新开河不知何故被西人殴打，后"因伤殒命于仁济医馆"，英租界英国医生和法国医生同赴仁济医馆验病，供会审公廨结案。

仁济医馆专为社会处理此类事件，承担公职，在这个城市中已是市民共识，行人在路边看见有患者会主动送至仁济医馆。因贫穷无力就医而被弃置路旁的患者，同样被送到仁济医馆，1878年3月7日《申报》载：

> 宁人桂某担水夫也，年已三十五，向与八仙桥某妇相识，不啻如兄如弟。近以桂某出痘势甚垂危，妇悉其叔住居高第里，昨早雇一小车将桂送往门房弃之而逃。旋邻人报知其叔迫出询视，则已奄奄一息矣。但桂某之叔家亦贫窘，止赁半椽屋，且有儿女数人，断难留养，不得已送往仁济医馆调治。

相似情节都可在《海上花列传》中读到，一乡下来沪投亲青年赵朴斋，在新街与人打架，结果头破血流，巡捕寻找家人不见，于是"巡捕看见仔，送到仁济医馆里去"。仁济医馆俨然是维持上海——这个近代城市正常运行的机器中不可或缺的一个构件。

仁济医馆所承担的社会公职，以其专业技术执法，在社会与市民中建立了公平公正的医家形象。会审公廨亦保障其免受病家无理取闹之扰，将医馆与病家的关系置于法律的框架之内。仁济医馆为社会做出的贡献也为其赢得了公正合理的回报。

会审公廨在处理犯罪事件时需要仁济医馆的协助，反过来也会考虑利用社会资源为仁济医馆服务。比如有一次在处理一"私贩"时，将其罚款的一半拨给仁济医馆。有人驾马车不慎伤到路人，伤者被送至仁济医馆，马棚主被判罚款 30 元，而其中 20 元便归仁济医馆。

仁济医馆最初是西人所设之善馆，不过，华人在沪上设善堂要略早于仁济医馆，并有一定的规模。据统计，晚清沪上活跃的善堂计有 38 个，上海郊县还另有 21 个。这些华人善堂负责民间赈灾、救援与慈善活动，一些大的善堂积极参与社会公众事务，承担上海城内各种形式的救济和福利工作，与市政有着千丝万缕的联系。仁济医馆与上海善会善堂间的合作互动密切，医馆提供医学专业方面的支持或帮其验伤验尸，善堂则负责处理医馆无人认领的尸体。1874 年 5 月，四明公所因房屋问题与租界法人发生纠纷，死伤数人，最后送至"仁济医馆验伤"。四明公所，又称宁波会馆，是 19 世纪宁波商人在上海组成的同乡会，处理维护宁波商人在沪、在租界的正当权利，他们出现民事纠纷或与租界居民发生冲突时，也会由仁济医馆出面验伤。1874 年英租界送来一名脑后有刀伤、子弹由背脊穿过胸腔的青年人，他第二日在仁济医馆毙命，未经验尸便自行盛殓，结果闸北地保让宁波会馆重新处理验尸再埋葬。与仁济医馆合作最多的是位于法租界的同仁辅分堂，它列于近代上海善堂之首。有些无家可归的患者死于仁济医馆，仁济医馆会委托同仁辅分堂处理。

社会责任：施种牛痘、宣传禁烟、治疗霍乱

自 1845 年起，仁济医馆免费为上海市民施种牛痘，1845—1868 年，共计为 5 125 人施种。在仁济医馆的影响下：

"近来中国官员，颇信牛痘之大有益也，于城内邑庙后之豫园中，设立一局，施种，系华医黄春甫君独肩其任。去岁小孩种牛痘者一千五百六十三人数。日前有一日午后，来小孩求种者一百数十人名之多……"

1868年，医馆委派黄春甫负责上海道台所设牛痘局工作。黄春甫逢一、三、五、六到牛痘局为上海及邻近地区的孩童种牛痘，同时他还编写种痘注意事项，印发传单给上海居民，内容包括牛痘比中国传统人痘简易安全有效，孩童种痘后的护理注意事项，以及上海道台鼓励种痘的措施："道宪爱民如子，体恤情殷，凡种痘日给钱一百文买物助浆，第八日复看，再给钱二百文为调养之费。"这项历时几十年的工作，黄春甫分文不取，完全是义务性工作。1877年，英界工部局在《申报》刊登《召种牛痘示》，指定仁济医馆为其施种局。

1878年正月28日，医馆赞医生邀请居沪西绅商在医馆开会，报告1877年仁济医馆的工作情况。该年在城里种痘3 833人，在城外种痘5 000人，赞医生转告西人"施种牛痘，华人深信其有益故"。

面向社会免费施种牛痘，在19世纪的中国，并不只是由教会医院或西式医院单独承担的社会责任，担当这份社会道义的往往是西式医院的中国医生和中国的地方绅士。仁济医馆因有黄春甫而在这方面表现得尤为出色。

仁济医馆最常见的患者是鸦片患者。1872年"来馆有服生鸦片烟求救者共四十四人，救活者三十四人，不及救治者十人"，有些人吞鸦片自杀被送至仁济医馆，"因不信西医不肯用西药，乃不治"。1875年黄春甫救治由巡捕房送来的吞鸦片自杀的患者。《海上花列传》里有同样的故事：阿珠吞食鸦片自杀，妓院"唤个相帮，速往仁济医馆计讨取药水"，因为"仁济医馆有西医急救之方"。媒体评论道："沪上救治吞服生烟之法，当推仁济医馆为第一。"

仁济医馆在医治抢救鸦片患者之际，亦思考如何与中国官员合作禁烟，郑观应之《禁烟》一文即谈道："仁济医院总理慕维廉到招商局与余一谈，问有无良策。"

仁济医馆是上海第一家西式医院，从医院的概念、医生的诊断方法、治疗手段，以及所使用的仪器，都会引发市民的好奇和媒体的关注。但是仁济医馆在承担社会责任、处理医患关系方面的表现，却超越了市民的想象。每年夏秋之际都是霍乱肆虐的危险时期，感染的患者死亡率极高。常人恐避之不及，而上海居然会有一家医院主动登报请求重症传染病者来院治疗，态度诚恳殷切。1886 年 9 月 11 日，仁济医馆黄春甫致信《申报》：

> 目前吊脚痧伤人殊甚，日有死亡。如有此症，务将患者赶紧送至敝医馆医治，或可挽回。不拘何时，均可送来，无不归收养，为救治也。

1888 年 8 月 9 日，《申报》"仁济医馆来信"：

> 霍乱之症，每起于夏秋之际，医治稍缓，势必无救，甚可悯也。现悉本埠业已起是症，敝馆向有灵妙药饵，历年以来试之甚效，危而转安者，质属甚众，故用敢自信。如患此当事者，不论何时，宜速送来医治，毋犹豫不决，以致自侯，况敝馆为救治起见，凡来就，不取分文，实可谅。并新闻报诸君，更相传布是幸。

1891 年 8 月 1 日仁济医馆再次在《申报》发公告：

> 沪上痧症盛于夏秋炎间，其名不一，惟霍乱吐泻一症为最险，

医治稍缓即成不救。往岁曾经登报，有患斯症者即送本馆施救。如病家不愿送而请往治，独不知斯症用药既非一味，本馆势不能尽数移往即服药，时刻亦不容稍有差错，或增或减必须察看病象，然后施治，若仅给药，教令依法服治，无论其法未便谬执。且有病之家人，心皇急断，不能如本馆之留心，察看从容施救。设有错误，转致贻害。此所谓当局者迷，旁观者清是也。如其送馆医治，不敢谓自有起死回生之力，但吾尽心，未必十无一得，每有不愿送馆，卒至不救者。闻殊恻然不惮冒昧再登报，奉劝如有患此症者，无论深夜速将患者送馆，无不竭尽心力，代为医治，分文不取，切勿锋犹豫自误，并望阅报诸君，互相传播为辛辛——上海麦家圈仁济医馆启。

仁济医馆劝请市民来医院治疗霍乱的广告一年多似一年，语气愈年诚恳急切，由最初的不取分文，到1891年的恳求奉劝，甚至表明"如有患此症者，无论深夜速将患者送馆，无不竭尽心力"，还希望"阅报诸君，互相传播为辛辛"。

仁济医馆由种牛痘、禁烟宣传到霍乱广告，无一不是动用社会力量和媒体资源，让医学信息越出医院狭隘封闭的空间投射到社会，让医学和公共卫生意识渗透到民间普通百姓中。医生走向患者，走向公众，这样便构建起一种新型而近代的医患关系：医生-社会-患者的关系。

医院如何募款：诠释近代行善价值观

医院募捐的成功与否，表面上反映的是该医院在社会的美誉度，实际上受到医患关系的制约，良好的医患关系是医院正常运行和持续发展的保障。

最早在中文媒体上出现仁济医馆的报道是在 1869 年的《上海新报》，题为"仁济医院帮助施医"。《申报》发刊之前，仁济医馆呈现在媒体前的形象，更多的是"施医院"——行善施医的场所。这样做的目的，是希望赢得社会的关注，募集到更多的钱款。因此，仁济医馆在教会媒体上刊发的均为其医院的就诊报告和获得的捐款，并表彰捐款士绅。这样高调的自我表扬方式与传统中国人的习俗相违背、与中国传统的价值观相去甚远。

1870 年《教会新报》报道，仁济医馆共收到捐银共 1 114 两 5 钱 5 分，另收取赠银 343 两 6 钱 4 分，共计医治患者 12 250 人，"院中之中国医生向时岁修二百四十元，已历十八年既久"。此外还有外国洋行独立捐赠，"其慨慷乐善或钦之至"。1871 年、1872 年、1876 年《教会新报》多次公布医院收到的捐款款数和捐赠洋行及个人名录，报告收治患者及治愈和未获救的人数清单，尤其强调医馆在城中牛痘局为儿童免费施种牛痘，获得官府信任赞许，以此获得社会公众对医院乐善好施的认可，增强华人捐资发展医院的意识，招募地方绅士和华商加入捐款行列。

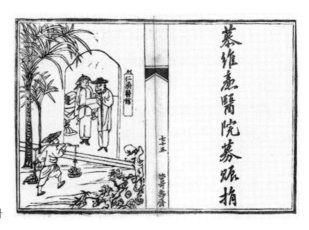

仁济医馆募捐册

且世間善事頗多行善之人亦復不少惟人之行善其居心各有不同有以行善而自炫財富若亦有行善而圖博美名者且有行善而心存望報者是皆行善而求人知之者也至行善不求人知則既非賣富又不圖名且不望報其居心實超乎他人萬倍上矣故曰善恐人各便是真善此之謂也昨本醫館蒙中國善士由順發洋行轉送鷹洋二百五十元以濟本館諸用並無姓氏里居本館實深感謝且正值目下來館就醫者日多一日房屋不敷居住添造數椽以補不足此項之來殊得用惜本館未獲識荆一圖面謝謹志數語代本館之身受嘉惠者一申御結之意云一念鴻施未肯輕留夫姓字千祥騈集定徵貽福於兒孫施
同治十一年九月初三日
仁濟醫館謹謝 甲申

《申报》1872年10月5日刊登仁济医馆之"聊以申谢"的广告

1872年起，仁济医馆拟定改造医院创建新馆的计划，公开募集资金。仁济医馆的每份《医院报告》都是在教育华人、华商如何行善，考虑如何让各界人士主动地从口袋里掏出银子来。

1872年10月，仁济医馆在《申报》付资刊登申谢广告，向市民诠释什么是善举：

> 且世间善事颇多行善之人，亦复不少，惟人之行善其居心各有不同，有以行善而看炫财富者，亦有行善而图博美名者，且有行善而心存望报者，是皆行善而求人知之者也。至行善不求人知，则既非卖富又不图名且不望报，其居心实超他人万倍上矣。故曰，善恐人各便是真善。此之谓也。昨本医馆蒙中国善士，由顺发洋行转送鹰洋二百五十元，以济本馆诸用，并无姓氏里居。本馆实深感谢，且正值目下来馆就医者日多一日，房屋不敷居住，添造数椽，以补不足。此项之来，殊得用惜，本馆未获识。荆一图面谢谨。志数语代本馆之身受嘉惠者，一申御结之意云，一念鸿施未肯累留夫姓字，千祥骈集定徵贻福于儿孙——同治十一年九月初三日，仁济医馆谨谢。

此份广告充分诠释了仁济医馆的行善价值观，批评了社会中有目的、怀功利的伪善行为，树立仁济医馆正面行善、简单干净的具有近代意义的价值观和行善理念。该广告传播出三点信息：一是行善不能求名、求利、求回报，二是仁济医馆正在募捐造新院，三是凡捐款给仁济医馆可获名利，仁济是不会让捐款者默默无闻的。这份申谢广告在《申报》反复刊登，延续数月，这是仁济医馆通过媒体向其行善贵人所作的回报。在扩大公众影响的同时，传播新型的慈善观念，一次次地为仁济医馆的捐募做广告，真可谓一举三得。

1873 年 8 月仁济医馆移居改造，由《申报》刊布信息：

> 仁济医馆现移四马路西首，吴豪宅张宝源酒店南面。因其馆须改造故。……因就医者栖息，故欲改造而扩充之。可见中西医生艺术之精，存心之厚，不愧仁济之名矣。恐其移居他处而就医者难以问津，本馆爰代为布闻，愿阅《申报》者，更互相流传，不致病者无从寻觅。未始非与人为善之助云。

1876 年仁济医馆在《教会新报》发布"上海仁济医馆劝捐启"：

> 惟近来就医愈众，经费愈紧繁，济众博施，良非易事。望仁人君子，各发善心，利济为怀，同劝善举，官既捐俸，商亦捐金，同协中外之心，以泯生成之憾，如蒙慨助，请列衔名。

仁济医馆通过媒体反复高调倡导的医馆行善观念和医院经营理念终有回应。1887 年《申报》在讨论医院筹建的核心问题"论医院宜筹，经久扩充之法"时，作者以仁济医馆为例，"西医善堂，必先筹一笔款子，让其生利，然后岁负岁可用之"。清光绪二十七年（1901 年）苏松太道蔡钧调任，山西巡抚岑春煊为其奏请嘉赏，其中一条便是，"在苏松太道任内，捐助仁济医馆专建闸北庇寒所，地方均感其惠"。

1905 年仁济医馆华人董事、海上富商徐润的续室陈夫人去世，"临终遗嘱，尽出其余蓄以一万元捐助仁济医馆"，徐润谓其夫人"治家严肃，待人宽厚，自奉俭约，乐善不倦，接三党以诚抚子女，以恩邻里戚族，莫不交相称颂"。以为夫人将钱款捐出是"可谓能识大体，一视同仁者。余诚失一贤内助也"。徐润夫人的捐款被仁济医馆用来建造一所女医院。1906 年仁济医馆为其树碑：

> 古粤徐雨之观察夫人陈夫人，即信今肄业英国恶斯佛大书院，超候徐君之太夫人也。徐族居沪上五十余年，与医院比邻住居英租界山东路二百六十五号。素知医院中施医诸善举。蒙施大惠，慨捐洋万元，助建女医院经费。慈云虽逝，德荫当爰。于落成之日敬勒贞珉永昭盛德。耶稣降生世一千九百零六年，大清光绪三十二年。——医院事立。

1907 年 1 月 24 日仁济医馆之"女医院落成"，"英租界麦加圈仁济医院添女医院一所，系由徐雨之观察夫人出资建造，定于今日四点钟行落成，董事朱葆三观察等特邀请沪上中西官绅来院观礼，以志盛举"。

华人士绅在医馆行善理念的影响下，慈善意识逐渐增强，1886 年，上海地方绅士登报帮助春甫之妇求平安：

> 英商仁济医馆创设多年，中外同仁孜孜不倦，施诊就医不知凡几。董厥事黄春甫先生去除礼拜外，每日必躬亲诊治，无论内外诸症，接骨割毒均用西法炼成，外洋药水，药到病除者，洵不乏人。本月上旬，春甫先生之内人沈氏陡患时症兼之肝厥怀妊四月，春翁自用西法药水，迄未奏效，并延中国诸医，开方调治延半月有余。

　　中外医生都无法医治黄春甫夫人的病症，于是，这批绅士便想出以"助赈求痊转危为安"的方式，这正是受到了黄春甫和仁济医馆多年行善的感化和影响。

新型而正常的医患关系

　　医患关系，是医学史和伦理学史上永恒的主题。医患关系从来只囿于医生与病者之间，好坏、优劣，只有二元的价值判断。我们试图离开病床、放下手术刀、走出医院，从另一个角度去探讨影响医患关系的本质因素。之所以会想到这个角度，是由仁济医馆的历史特性引发的思考。仁济医馆虽然由教会创办，但其有相当长的一段时间属于上海这座城市，由市民维持，同时回馈这座城市，维护着市民的健康与安全。仁济医馆与上海的社会政治生活有着紧密的联系，在其创办初期便具有强烈的社会和世俗特质。而近代医院所肩负的社会责任和人道主义精神也在仁济医馆得到了充分的体现。正是这些因素决定了仁济医馆在19世纪的上海创建了一个只属于仁济医馆的模式，即医院-社会-患者的医患关系。仁济医馆在服务上海市民和保障上海市民的健康及社会稳定时，确立了一种近代新型的慈善理念，即医馆服务于社会与民众，完全有理由请求社会资助。这才是一种新型而正常的医患关系。

原载于《文汇报》"文汇学人"栏目

（2017年6月24日）（有改动）

"后奥斯勒"时代的临床医学教育观
——再谈临床带教与医患沟通技巧

狄　文*

> 了解一个病人比了解一个人得了什么病更加重要。
>
> ——西方医学之父　希波克拉底

医学本身的人文性需要一个医生永远走到病人床前去做面对面的工作,单纯依赖于检验报告做医生是非常危险的。

医生给病人开出的第一张处方是关爱。

我们要培养的是"身上怀有技术,内心葆有温度"的医生。

* 狄文:上海交通大学医学院附属仁济医院

从医 30 余载，我有很多个身份，是医生、是学者、是老师。

熟悉我的人都知道，我特别喜欢临床带教。无论是我自己带的研究生，还是在我们科的轮转医生、进修大夫，抑或是实习学生、医学院学生，我都喜欢和他们一起讨论问题、查房和小讲课。我的很多研究生都喜欢叫我"老板"，我其实并不是很喜欢这个称呼，我更愿意他们叫我"狄老师"，因为这样感觉学生对我很信任、很亲近，没有那种上下级的距离感。

走进患者、聆听患者

我喜欢床边带教。如果你来我们科工作一段时间，你就会发现，每周三是我们实习生最忙碌、最紧张的时间，因为那天我会进行大查房。从实习生汇报病史开始逐级向上提问，一直问到带组的主任医师。我查房的时候要求很严格，要求同学不能照着病例牌"读"病史，必须脱稿汇报，所以实习医生往往提前一天就开始背病史，就像小学生背课文一般，其实我的本意并非如此。我国妇产科学泰斗林巧稚大夫曾多次告诫年轻医生："医学本身的人文性需要一个医生永远走到病人床前去做面对面的工作，单纯依赖于检验报告做医生是非常危险的。"我也是一直如此要求学生，"走到患者床边去，认真听病人说话。"单纯对着电脑背病史的确是一件很困难的事，但如果和这个病人有过充分的倾听和交流，熟知她的病史，想必就会水到渠成。听病人说话，了解病人需求，是我们做医生最基本的一项技能。但现在由于病人量太大，工作太忙，加之先进的仪器和检验手段越来越多，很多医生都忽略了这一点。

"没有教不会的学生，只有不会教的老师。"

我一直很认同这句话。产科查房的时候，我经常问学生一个问题："这个产妇恶露怎么样？"大部分人都会直接回答我"挺正常的，不多"。"可你看都没看过，怎么知道是正常的呢？"其实，不少实习医生根本不知道该如何观察恶露情况，因为他（她）们的上级医生也从未教过他们，甚至有些不称职的上级医生自己也并不查看产妇的恶露情况，很多时候只是问问产妇自己而已。仔细观察产妇恶露情况、量的多少、颜色、性质、气味是妇产科临床上非常基础，也是非常重要的一个步骤。"气味怎么闻？当然是低头闻！"这是我对年轻医生常说的一句话，"是不是觉得很脏？可你不凑近闻，怎么会闻得出它的臭味呢？"怕苦、怕脏、怕累，是不可能成长为一名好医生的，尤其是妇产科医生。

我很喜欢带教研究生，但必须承认这是一件非常劳心费神的事情。我常说，带一个研究生就和产妇生个孩子一样，从选题、课题设计、实验开展、分析讨论、文章撰写直至最终投稿发表，每一步都需要导师的悉心指导和建议。我想让我的每一名研究生都有实实在在的收获，期待分享他们获得成功的喜悦。这就好比产妇十月怀胎，孕期始终都处在期待和忧虑中，直至最终顺利诞下健康的婴儿一样。和研究生在一起是一件很开心的事情，他们始终充满朝气，对所有事物都充满激情和活力，所以不管是对于科研型还是临床型研究生，无论是在实验室还是在诊室，我都愿意和他们分享我的经验，他们也愿意和我讲述工作中甚至生活中遇到的问题和困扰，我很乐意和他们一起探讨、寻求解决方案。我是个夜猫子，我的学生常常打趣道，如果你半夜睡不着，就给狄老师发个邮件，他一定会秒回你。

近年来，随着"大思政"理念逐步深入人心，越来越多的临床教师逐渐意识到临床教学中"立德树人"的重要性，但很多教师和教学管理者仍然很困惑，不知道该如何在教学中融入人文理念，下面就简单谈谈我的体会。

关于医学人文培训的内容和形式

培训内容的范围其实很广，包括卫生相关法律法规、医学哲学、医学伦理学、医学心理学、职业礼仪与形象、团队协作、医患沟通技巧、临终关怀、医疗纠纷典型案例分析、应急事件的处理等。培训内容应结合"热点"不断更新，如新出台的医疗法规与政策，抑或是科室最近发生的医疗纠纷或投诉，这些绝佳的培训教材远胜于枯燥的理论说教。此外，还应拓展培训形式，使之多样化，如集中授课、角色扮演、小组讨论、大师讲座、组织义诊或参与志愿者服务等等。宜因时、因地、因人制宜，临床中的每一个细小环节其实都是培养年轻医生人文素养的良好机会，例如查房时的病床边、交班时的办公室内，以及手术台旁，甚至只是换药前为病人关上一扇窗门、搬来一扇屏风，都能够让住院医师明白，"医者仁心"无处不在。

关于术前谈话在医学人文培训中的价值

术前谈话其实是培养年轻住院医师人文素养的极佳机会。在临床工作中，我经常见到不少医生的术前谈话相当模式化，简单生硬，理应由医患双方共同讨论制定的治疗方案变成了走过场似的"术前通知"。该交代的"大出血、脏器损伤甚至是死亡"保证面面俱到，但本应给予病人的解释、安慰和信心却往往被忽略，病人在谈话后常常陷入深深的焦虑、惶恐和无助之中，更不利于其术后恢复。如此这般，试问在一旁学习的年轻医生或是医学生会作何感想？这难道就是我们心中希望培养的医生模样吗？我常常告诫年轻的医生们，谈话不仅是医疗行为，更是一门艺术，一门体现医者对病人的同情心、同理心的艺术。术前谈话往往决定了病人的治疗方案，在这当中，子宫或是宫颈的取舍、附件是否保留、化疗方案的选择等等，无不体现出临床医生的人文素养。正如唐代药王孙思邈在《大医精诚》中所述："凡大医治病，必当安神定志，无欲无求，先发大慈恻隐之心，誓愿普救含灵之苦。"

关于医患沟通能力的培训

医患沟通能力是医疗行为中的关键一环，也是美国住院医师培训要求的六大核心能力之一。我曾提出过一个医患沟通的"PATIENT"理念："Pure heart"，一颗关爱患者的纯粹的心，包括责任心、同情心和爱心，这是良好医患沟通的基础；"Avoid"，在沟通过程中，有很多事情是应该尽量避免的，譬如避免过多使用对方不易听懂的专业词汇，避免使用刺激对方情绪的语气、语调、语句，避免强求对方立即接受医生的意见和事实等等；"Technique"，医患沟通技巧，要知道在沟通中，25%是语言，而"非语言"则占75%，因此学会正确地倾听和察言观色至关重要；"Illness condition"，作为医生，应熟稔患者的病情、检查结果和治疗情况，掌握患者及家属的社会心理状况，甚至是家庭经济情况，唯此才能为其制定出最合适的治疗方案；"Execution"，住院医生应学会提高沟通中的执行力，何时应变换沟通者，何时应选择集体沟通，如何在沟通中安抚患者情绪等；"Notice"，沟通中医生应留意沟通对象和自身的情绪状态，留意患者对病情的认知程度和对交流的期望值。

关于对待晚期肿瘤患者的医学人文观

如何引导年轻医生正确对待晚期肿瘤病人，是医学人文培训中的重要一课。医治这类病人既需要规范的手术、放化疗等医学理论和技术，同时也需要医生怀有同情心和仁爱之心。术后或放化疗后病人的生活质量是否能够得到最大的保证？年轻肿瘤病人的生育功能是否还有希望保留？病人的家庭经济情况是否能够负担昂贵的进口化疗药物？复发性肿瘤病人究竟是再次手术还是再次化疗，甚至仅采用支持疗法？对于病人而言，很多时候并不存在"最好"的治疗方法，一味对肿瘤穷追猛打有时只会适得其反，而只有融入医学人文理念的"精准化、人性化、个体化、理性化"的综合治疗模式才是"最合适"的。

今年恰逢现代医学之父威廉·奥斯勒逝世 100 周年，他和他的医学人文观对我的影响颇深。曾有不止一名医生问过我：如今医学技术日新月异，辅助检测手段、监护仪器层出不穷，不久的将来，一定会出现机器人坐在诊室里看病的场景，那是不是意味着，我们医生和病人的交流越来越不重要了呢？奥斯勒倡导的"走进病人、聆听病人"的理念是不是已然过时了？我想答案当然是否定的。很多疾病看似容易处理，翻出指南、按部就班即可，但当我们面对病人时，处方里除了药物、手术，还应有关爱和人文。我们要培养的是"身上怀有技术，内心葆有温度"的医生。"医生给病人开出的第一张处方是关爱。"我的老师郎景和院士一语洞悉医患相处的关键所在。世上的疾病千千万，从医多年我们不难发现，临床当中其实有太多我们无法靠药物或者手术解决的问题，我也始终坚信，医生这一职业，永远也不会被冰冷的机器所替代。

"有时，去治愈"，是医者的使命；"常常，去帮助"，是职责的延伸；"总是，去安慰"，是人性化的关怀——在这个"后奥斯勒时代"，越是物化的医学越要呼唤医学人文精神的回归，呼唤医学与人文的完美结合。秉承"精诚之心"，践行"至精至微之事"，这不正是医道的精髓吗？

医学院校迎新演讲与毕业致辞的范式借鉴

徐建光*

所谓大学，就是大大的学。请你们用这里的每个人、每节课、每个社团、每次活动，甚至是一草一木去悟通天下，用人生最美好的年华、最旺盛的生命力去获取此生最完整的知识结构、科学方法以及知识背后的真谛。

未来的世界也是由无数大理想创造出来的世界。

所谓最大的人生危机往往就在于"你不再愿意走出自己的舒适区，在越来越低的配置里，活得理所当然"。

一个内心有光的人，能为社会输送阳光，能以自己最好的生活状态去感染身边更多的人，成为社会温暖的光源。

美是什么？是一位母亲给孩子洗完澡，怀抱着婴儿的样子；是一位医生治好了病人，目送他远去的样子；是一个孩子在海滩上筑起沙堡的样子。

———————

* 徐建光：上海中医药大学

2017 年秋季开学迎新演讲

亲爱的同学们:

大家上午好!

欢迎你们从四面八方奔赴上海来到上海中医药大学（简称上中医）。从练兵场到体育场，你们即将呈现一场意义非凡的上中医学子的沙场点兵。你们以整齐的队列、铿锵的步伐正式迈入大学校园，开启大学生活新征程；你们以嘹亮的口号、坚毅的眼神去迎接大学生活中的无限可能。在这里，首先请允许我代表学校，向来自世界各地的学子表示最热烈的欢迎，上中医欢迎你们，感谢在上中医遇见最好的你们!

遇见是一种神奇的安排，是所有故事的开端。过去的几天，你们遇见了会让你们获益终生的师长，同时你们也遇见了可能会陪伴一生的同学，也有可能在懵懂中遇见了会回味一生的场景。你们可以把凡此种种理解成命运的安排，也可以当作是使命的召唤，总之，是无数的机缘巧合让你们出现在此时此地，你们的人生也已经进入了一个全新的阶段。而今天恰逢一个特殊的日子，它是默默耕耘、无私奉献、恪尽职守的每一位教职工的节日，让我们以热烈的掌声对老师们表示最崇高的敬意! 祝大家教师节快乐!

人生的每个阶段都有需要完成的核心任务。此时此刻，你们当中的许多人应该都在想: 我的大学应该怎样度过? 雄心万丈的志向心、兢兢业业的事业心、悬梁刺股的坚持心都是曾有过的一瞬间的闪念。问题是，怎样才能让那一瞬间崇高的闪念成为一辈子坚守的执念? 怎样让曾经优秀的考生在大学校园里、在今后的职场上继续优秀下去? 这既是老师们时刻思考的问题，也是所有学子应当寻得的初心。

　　我希望以下的话可以成为你们初入大学的开机说明书、或者说是大学使用手册、大学打怪攻略，帮助你们在今后意志消沉时疏肝利胆，得意忘形时明目去火。

　　第一，我要谈谈大学。

　　这是我每年开学讲话的必选题，因为大学和你们过去 10 多年接触的中学、小学相比远远不只是尺寸大小的区别。大学之所以成其大者，在于眼光的高远开阔。大学不只是传播知识、教书育人，还是创造知识、探索规律的地方，知识在这里得到总结和传承，规律在这里得到发现和把握，继而上升为科学。大学所崇尚的，就是对知识无止境的追求，对规律的不懈探寻。

　　大学之所以成其大者，还在于胸怀广阔、海纳百川。大学实际上是社会的缩影，学生们来自五湖四海，他们带来了各地的方言、习俗和文化，怀着各种各样的理想和抱负来到这里，开始一场社会生活的排练。大学还是世界的一部分，来自不同国家的学生们济济一堂，大家彼此熟悉、互相砥砺、共同进步。

　　大学之所以成其大者，更在于成才路径的精彩纷呈。在大学里，你们会发现，学习的内容可以选择，上课不一定是学校强加的任务，也可以是个人兴趣的延伸。在大学里，丰富的课程设置会帮助你们发现自己的不同，唤醒自己的潜能，让每个人成为自我发展的承担者。也是在大学里，你们会发现，生活的目标是可以选择的。在这里，你们可以选择著作等身，走好学术之路；可以选择创业创新，扬帆商界；还可以选择立足本职，服务国家。总之，大学会倾其所有给你们足够的选项，让你们从"基础教育流水线"上生产出来的千千万万个普通高中生之一，逐步成长为具有"独立之人格、自由之思想"的独一无二的个体，并且教会你们如何以有限的生命去探索无穷的未来。

　　各位同学：我曾不止一次地和你们的学长和学姐们说过，所谓大学，就是大大的学。请你们用这里的每个人、每节课、每个社团、每次活动，甚至是一草一木去悟通天下，用人生最美好的年华、最旺盛的生命力去获取此生最完整的知识结构、科学方法以及知识背后的真谛。

每个时代，都会悄悄犒赏会学习的人。未来的几年里，愿你们用大学拓宽生命的长宽高、用大学找到人生的真善美！

第二，我要谈谈上中医。

这几天，你们已在军训的挥汗如雨中完成了和上中医的第一次亲密接触。接下来，你们还将在勤奋钻研学业中加深对这所学校的进一步了解和认识，并逐步加深对学校的感情。

上中医是一所教育部与上海市"部市共建"的大学，正在扎实地推进高水平地方大学的建设。这里既有"不重其全重其优、不重其大重其特、不重其名重其实"的办学理念，也有"研究教学型、特色型、外向型"的办学定位，是一所专业特色鲜明、全国一流、世界闻名的中医药高等学府。我们的中药学、中医学、中西医结合三个一级学科在全国排名第一、第二、第三。龙华、曙光、岳阳三所附属医院在全国医院等级评估中分别名列中医院第一、第二和中西医结合医院第一。

这里，还拥有着跨越 60 年深厚底蕴和光荣的传统：国医大师裘沛然、朱南孙、刘嘉湘等在这里从医执教、扶掖后学；"轮椅上的天使"陈海新以所学守护着百姓的健康。这里，还有 2011 级硕士研究生徐欣毅弥留之际的真情告白："我要和学校永远在一起，和医学永远在一起"；更有将青春播撒在青藏高原基层的"西藏专招"的毕业生们……多少年来，所有曾在这所校园里发生的故事，都积淀成集体的记忆，孕育出无声的传统和校风，成为这所学校里每个人前进途中恒久不灭的指路明灯。

可以不太谦虚地说，在中医药科教领域，我们拥有强势的"王者荣耀"和深厚的历史馈赠。而正是由于千年中医药文化的加持,更让我们的校园显得贯通古今、融汇中西,与兄弟院校相比更加别具一格。

同学们,在肯定优势与特色的同时,我们也应该清楚地看到,我们中国在自然科学上能造福整个人类的成果还不算太多,在社会科学上能被世界普遍运用的典范、理论和方法仍然太少,在人文学术领域能引起国际广泛讨论的话题依然缺乏。但是我相信,新一代的学子大有可为,新一代的中医药学子更是前途无量!

中医药给了我们一把理解中国、引领世界的钥匙。中医药是中华民族原创的知识体系,它的形成、发展深受中华文化的影响,在"健康中国"建设的伟大进程中,也理应大显身手。应该讲,在中医药的研究和传承领域,我们最具备优势,最应该担当大任。中医药的黄金时代不在我们背后,而在眼前;不在过去,而是现在。未来的几年里,让我们一起努力,守护好民族最闪亮的坐标,让中医药在世界的舞台赢回声望、光芒万丈!

第三,我要谈谈你们。

你们是 95 后大学生,在过去的几天里,你们的独立和热情已经给你们的老师、教官们和我留下了非常深刻的印象。我相信,只要在学习方法上加以引导,你们一定能会超越我们的期望,取得更大的进步。

关于大学的正确打开方式,我不想再煲心灵鸡汤,也不想再唱时代高调,结合你们的特点和时下的社会风潮,我只想给你们三个小小的忠告:

一是,独立思考。

你们生于网络在中国方兴未艾的年代,成长于"互联网+"的黄金时代,信息的可及性在你们看来从来都不是问题。你们微信、微博玩得飞快,看得你们的老师们和我眼花缭乱,都来不及点赞。然而,在信息给你们带来极大便利、拓宽你们视野的同时,无益、无效、无聊的信息每天都以各种各样的方式充斥着你们的视野和耳畔。在你们中间,"我思故我在"在一定程度上蜕变成了"我传故我在"。我认为对大学生而言,"互联网＋"时代还是要剔除一些不假思索和信手拈来的信息,从而让流言止于智者,让人心成为真正最强大、最温暖的终端。胡适先生说:"做人要在存疑处不疑,做学问要在不疑处存疑。"因此,我衷心恳请你们在大学生活中养成独立思考的好习惯,用谁都难以替代的眼睛去解读谁都经历的世界。

二是,尝试改变。

95后的学生有个性,我们有目共睹。我的建议是:不要把自己当作万物的尺度,你们的眼界并非全世界。有时候制约我们的恰恰是我们坚持的原则和深信的经验。我曾认识一位学生,大学期间,面对繁复的学生工作,他认为多做多错;面对各种讲座,他嫌去听麻烦,情愿宅在寝室里感叹生活无聊。几年过去了,当初的梦想还是梦想,他跟我感慨原来大学5年一直是在自己的小世界里打转。事实上,大学有一半的学业是在第二课堂完成的,也就是说在校内的讲座、社团、社会实践中完成。如果进入大学不去找你们感兴趣的讲座听,不去参加你们喜欢的社团,不积极参加社会实践,那么你们的大学等于只上了一半。大学生活非常重要的一条攻略是出席,你们要在各种活动中出席、在志愿服务中出席、在调查研究中出席。这种出席就是走出你们的舒适区,以细微的改变赢得人生的最大化。

所谓的成功者,其实就是在拼搏中不断地犯错,但从未放弃,再努力,再受挫,再坚持,最后终于成功了。所以说,普通的改变,终将改变普通。我恳请同学们走出舒适圈,放下小确幸。你们会发现大学原来如此开阔,可以任由你奋力拼搏。

三是,学会忍耐。

"你曾哭着对我说:童话里的故事都是骗人的",现实中的烦恼都是免费而且包邮的。比起你们的学长学姐们，你们的表达更多元、诉求更多样，也有各种繁多的敏感和不安。在你们中间，情绪的脸谱化、极端化或多或少地存在着。我恳请大家学会用行动控制情绪，不要让情绪控制行动；让心灵启迪智慧，不要让耳朵支配心灵。成长、成才需要一个修炼、忍耐的过程，如果放弃，那么永远也都成就不了任何一个大家。

思考、改变、忍耐，是我送给这一届新生的小小忠告，愿你们用接下来几年"呼啸而过的青春"去创造大学生活的无限精彩，不辜负你们的父母、师长的厚爱和期待。愿你们活出让爱你们的人因你们而骄傲的样子。愿多年后，你们学成归来，仍是少年！

谢谢！

2019 届本专科生毕业典礼上的讲话

尊敬的各位老师、家长们，今天典礼的各位主角、亲爱的同学们：

大家好！

今天，对于你们来说，学校将变成母校，同窗将变成校友，归途将变成启航。你们曾面对千万条路，最终推开上中医这扇厚重的大门；你们曾跨越山和大海，最后情定上中医质朴的黄卷青灯，穿越人山人海，远离尘嚣，几千年、一座城、一所大学，等来了你们！

无论青春和历史年轮是否相认，无论是否不负过往，活出全盛，最美的时光总比流行的抖音还短，但今后的思念会比中医的历史更长……今天，我自豪地向你们"官宣"：恭喜你们，你们毕业了！

我想向年轻的你们表示真诚的感谢和衷心的祝愿：感谢你们和上中医同频共振、共创一流；也祝愿你们学有所成、爱有所获、做有所为！

我提议：让我们用最热烈的掌声，向扶掖你们的师长、默默支持你们的家人、与你们同甘共苦的朋友，以及收获成长的自己致以深深的感谢！

半夏沉香，栀子花开，又是一年毕业时。作为校长，毕业致辞如何在套路以外开新路、鸡汤之中见真情，这是我今年努力的方向。

忆往昔，光阴似箭，在上中医度过的匆匆数载中，你们经历了，成长了，收获了。

犹记得，你们从五湖四海来到三星河畔，世界倒映在你们懵懂的眼里，那里闪动着憧憬和好奇，衡量着万物的尺度，永不疲惫。

犹记得，你们在教学楼、图书馆、科技创新中心，一盏盏夜灯承载求知的渴望，汗水凝结成独一无二的记忆勋章。

犹记得，你们在学生事务与发展中心、龙舟码头、宿舍园区文化活动室，一段段美好的故事都收藏进你们的青春纪念册，成为属于这里的"独家记忆"。

犹记得，你们在那条你们自己命名的小黑街上，吃着"灵魂料理"蔡记烤猪蹄，听着炭火噼啪作响的声音，仿佛年轻人身上特有的生命律动。

这些回忆，也让担任了 5 年校长的我深深地感受到，"我不是在最好的时光遇见了你们，而是遇见了你们，我才有了这段最好的时光"。

看今朝，溯洄从之，青春聚场，回声嘹亮。当 2019 届学子的活力飞扬在上中医的舞台，当上中医的淡妆浓抹点缀新时代的宏伟画布，你们在温暖而美好的日子里触摸到了时代的脉搏，每一次都扣人心弦；你们见证了学校前行的步伐，每一步都坚定有力！

"高水平""双一流"建设给学校带来了前所未有的机遇，也给你们的未来带来了无限可能。中医学、中药学和中西医结合三大主干学科均为"A+"学科，奠定了我们在全国中医药院校中的领先地位。《中医药—板蓝根》ISO 国际标准正式发布、中医药纳入《国际疾病分类第十一次修订本》……这一切都让我们坚信：上海中医药大学拥有创造奇迹和美好未来的勇气和实力！而在座的你们，便是聚沙成塔、聚水成涓的青春力量！

你们当中，有获得第十六届"挑战杯"上海市大学生课外学术科技作品竞赛特等奖的武桐、覃艳虹同学；有热心公益，积极参加首届进口博览会志愿服务的宋恬琪、齐蒙羽同学；有热爱中国文化，在杏林园演绎跨国友谊的马来西亚的邓颢丰同学；有选择把青春和热血奉献给祖国边疆西藏的蒋丹同学；有大学期间携笔从戎，做守卫人民身体健康和生命安全卫士的陈华等同学……

正是这些以及更多我没来得及点到名字的同学，为学校的飞速发展注入了鲜活的力量！是你们，照亮了中医药事业的浩瀚星空！你们每个人，都是中医药事业的"C 位主角"！你们是生逢其时的一代人，是成长于中国最好的发展时期的一代人。

亲爱的同学们，当全球化的时代大潮遭遇几朵逆全球化的浪花时，当隔阂、误解和壁垒还赫然地出现在我们面前时，我们的世界每天都还在提醒我们：幸福是奋斗出来的。在华为芯片技术"十年备胎一朝转正"的故事里我们看到：要赢得应有的地位和尊重，中华必须有为。正如习近平总书记在纪念"五四运动"100 周年大会上的寄语："青年理想远大、信念坚定，是一个国家、一个民族无坚不摧的前进动力。"

而我们中医人天生的使命是守护民族最闪亮的健康坐标，青春的你们就是"守护者联盟"中的一员。我们时刻手握一把打开未来人民健康之门的钥匙，我们要充分发挥自身所学，并将其进一步发扬光大，为人类的健康担当重任。

时序更替，梦想前行。时间又进入了崭新的一年，距离到 2020 年与全国同步全面建成小康社会又近了一步。2018 年是全面贯彻党的十九大精神的开局之年，是改革开放 40 周年，是决战脱贫攻坚、决胜同步小康、实施"十三五"规划至关重要的一年。做好 2018 年各项工作事关全局，意义重大，至为关键。

走出校门，你们将从学生正式转变成社会人。成为"社会人"，绝不是"小猪佩奇身上纹"那样简单，更不能"仗着可爱为所欲为"那般任性！

无论你们是继续留在校园进行学习探索，还是走上工作岗位，在成长与梦想面前，从来没有秘笈、锦鲤，可能也没有带路的老司机、没有消愁的肥宅快乐水。人生的"高光时刻"，必然是在"燃烧你的卡路里"中成就的。"青年的人生目标会有不同，职业选择也有差异，但只有把自己的小我融入祖国的大我、人民的大我之中，与时代同步伐、与人民共命运，才能更好地实现人生价值、升华人生境界。"今天在这里，作为在上中医学习了 5 年多的校长，我也想抒发一下中医药情怀，在大家又一次启航的行囊里放上三味毕业本草，希望你们带着中医药的馈赠，走向世界，走好人生。

第一味本草：生地远志。

希望你们面对未来的世界，始终拥抱梦想、心有远志、志当凌霄。时光本在匀速流逝，但世界在加速奔腾。凝视当今之中国，无论局部还是整体，都充满着升腾的气势：民族伟大复兴的路径更精准，社会在精细化治理中提升，个人在厚德文明中前行。但同时我们也看到：过去一段时间，全球格局剧烈动荡，世界变化如此之快，许多新的思潮和事物尚未命名。时代的伟力把一个个问题抛到我们面前：面对生地——未来世界，我们的远志——志向是什么？

对于国家而言，"生地远志"意味着从全面建成小康社会到基本实现现代化，再到全面建成社会主义现代化强国，从而实现中华民族伟大复兴的中国梦。这是一段波澜壮阔的历史时期。

对社会而言，"生地远志"意味着探寻更为高效和高质的运行机制，解决人民日益增长的美好生活需要和发展不够充分、不够平衡的问题，持续创造更多的价值。

对于学校而言，"生地远志"意味着建设具有全球影响力的世界一流中医药大学，引领世界传统医学发展潮流。

那么，对你们而言，"生地远志"意味着什么呢？

未来的世界应该是从历史大发展而来的世界。历史是过去传到将来的回声，更是将来对过去的反映。我们学校有"经方一剂起沉疴，人学散墨归初心"的裴沛然教授；有"悬壶六十载，扶正以治癌"的刘嘉湘教授；有"传承名医薪火，妙手送子观音"的朱南孙教授……他们是国医大师，更是以中医为生命、以知识为生命、以人类健康福祉为生命的先锋战士！回望历史，我们应愈发坚定：广阔的中医药世界蕴含着无穷的大美和惊喜。愿你们以大师们为榜样，心怀远大，志存高远，在追梦求真的路上成为最闪亮的一颗新星！

未来的世界也是由无数大理想创造出来的世界。巴金先生说："光辉的理想像明净的水一样洗去我心灵上的尘垢。"未来路上，没有什么比保有一个理想更为值得珍视。人类总是在超越旧藩篱、开拓新边界，继而又面临新藩篱的不绝状态中心怀高远，砥砺前行。愿你们在未来，以追求真理、激发思想、探索知识、发展能力去享有无限广阔的自由和空间；以"勤奋、仁爱、求实、创新"之校训，去品味中医药文化中最美妙的神韵；以传承、融合、发展之精神，去书写中医药事业未来发展的宏伟篇章，与中医药事业同成长、共繁荣。

同学们！金庸先生说："侠之大者，为国为民！"梁启超先生说，青春是"红日初升，其道大光"，是"潜龙腾渊，鳞爪飞扬"，是"前途似海，来日方长"。躬逢盛世，何其幸运！放眼未来世界，你们应该以今日之"我"超越昨日之"我"，又以明日之"我"超越今日之

"我"，追求跟随你心，想你所想，爱你所爱，无问西东！

第二味本草：细辛厚朴。

希望你们面对现实世界始终踏实细致、谦卑忠厚、不忘初心。未来世界让梦想升腾，呼唤着我们奔赴；而现实世界仍需预计困苦、勇敢面对。走出校园，你很难一下子成为"开挂"的主角，事实上，你更多会成为小王、小张、小李、小吴中的一个，平凡又无足轻重，笨拙又不知何去何从。

同学们，作为一个过来人，我很能够理解初入职场的困惑和角色转换的迷茫。在这个时候，我可以劝你的是，"慢慢来，往往比较快"。正如路遥在《平凡的世界》中说的："生活不能等待别人来安排，要自己去争取和奋斗；而不论其结果是喜是悲，但可以慰藉的是，你总不枉在这世界上活了一场。有了这样的认识，你就会珍重生活，而不会玩世不恭；同时，也会给自身注入一种强大的内在力量。"伤心难过、茫然无助或者无数次想到撂挑子不干的时候，请你相信：静心沉潜、久久为功、念念不忘、必有回响！

如果我们把目光放得再远一点，更大的也就是真正的现实危机将出现在你们步入职场5～10年的时候——这个时候，你已度过了实习期、新鲜期，有点经验、有些积累、身体健康、意气风发。所谓最大的人生危机往往就发生在"你不再愿意走出自己的舒适区，在越来越低的配置里，活得理所当然"。在西方，这个说法叫"Life begins at the end of your comfortable zone"。

事实上，心安理得地躲在舒适区，你能收获的并不是平静，而是继续低走，因为人生的下降空间远比我们想象得还要大。这个时候，我劝你回顾一下此时此刻的初心——现实的生活其实并不复杂，无外乎向前一步是人生，退后一步是余生。人生是一步步品尝的，像打开一包形态各异的巧克力；余生是一点点流失的，像燃尽一支风雨飘摇的蜡烛。人生和余生的区别也很简单，无外乎是不是依然有梦，是不是永远奋斗！

同学们！在最该奋斗的年纪不要让自己的心局限于安逸，不要忽视心中对明天的态度。不要让理想与现实的差距成为悲观沉沦的理由，更不要让学会生存成为随波逐流的借口。希望你们穿越今后0～5年"恐慌期"，跨越5～10年"舒适区"；抖音少玩点，技能多学点；外卖少吃点，饮食健康点；熬夜悠着点，锻炼加强点；牢骚少发点，实干多做点。最终，真正活出让爱你的人们因你而骄傲的模样来！

第三味本草：熟地当归。

希望你们面对人工智能带来的虚拟世界，始终内心闪光、眼中有美、守正创新。从工业时代到互联网时代，到移动互联网时代，再到人工智能时代，对于当代大学生而言，智能手机是一道分水岭，拥有之前是现实世界，拥有之后是杂糅了虚拟的现实世界。在这个虚拟的世界里，信息量超过了人类6 000年历史的总和，信息来得特别庞杂，流行来得特别迅猛，嘈杂来得特别突然。网言网语、吐槽笑骂、杠精、键盘侠、夸夸党、报复性熬夜、甩锅式反省等，都以各种形式存在着……

在这样的一个世界里，我们要学会坚守自己，发展自己，过滤没有意义的数据，剔除伪造的数据，从数据海洋中获取有用的信息，随后进行处理，为我所用。这才是万物互联时代，大家应有的态度。

我希望你们在虚拟的世界中，首先是一个内心有光的人。一个内心有光的人，能为社会输送阳光，能以自己最好的生活状态去感染身边更多的人，成为社会温暖的光源。

我还希望你们是一个眼中有美的人。美是什么？是一个母亲给孩子洗完澡，怀抱着婴儿的样子；是一位医生治好了患者，并目送他远去的样子；是一个孩子在海滩上筑起沙堡的样子。其实"美到处都有。

对于我们的眼睛来说，不是缺少美，而是缺少发现"。

同学们，我越来越深刻地理解你们成长于一个和我们这代人完全不同的环境。这是一个因信息技术突飞猛进而更加开放的环境，是一个任何人都可以平等获取信息的社会。你们在刷朋友圈、刷微博时，不知不觉地就在和社会的前 10% 比较，网络的平等性以及移动互联网的可及性让你觉得你和明星、政要的距离很近。你们的成长在一定范围内是和吐槽、解构紧密联系在一起的，甚至不开权威的玩笑就脱离了你们的群体语言。

当你走向社会，还是要有忠言逆耳：适当的解构、戏谑，是生活的调味，无可厚非，但千万不要让网络语言和网上充斥的价值观变成你生活的全部。走向社会，必须"当归"，请你努力做到内心有光、眼中有美，学会在认真处事、感恩待人中逐步建立起正确的价值观。

请不要忘记生活从来就是自由与责任相伴，我们必须在责任与规则中感悟生命。走出大学校门，更要在感恩、回馈家人和朋友中升华你的追求，在担当和尊重他人中拓展你的视野边界。最终，锤炼植根于内心的修养、增强无需提醒的自觉、保有为别人着想的善良、拥抱以自律为前提的自由。不管何时都要感恩这个社会让你变得强大，感恩父母让你体会人间幸福，感恩老师带你遨游知识的海洋，感恩生活让人生不那么平淡如水。

同学们！生地远志、细辛厚朴、熟地当归，这三味"毕业本草是母校最深沉的馈赠"，它们将一路陪伴你们不忘本来、吸收外来、走向未来。

此刻，站在时光的路口，我清晰地听见过去的回音，时而温煦，时而昂扬，那是昔日的序曲，也是未来的先声。愿你们铭记此刻，逐梦前行！

凡是过往，皆为序章。岁月悠悠，天道酬勤！愿你们始终秉承

"勤奋、仁爱、求实、创新"的精神，用"驯服世界放浪"的胸怀和"喷薄云上朝阳"的豪气，不负青春，不畏艰难，去开拓，去创造！

你们是大浪奔流，也是雨后新芽！愿你们奔赴星辰大海，用汗水为梦想注入生机，用善意感知彼此温暖。你们的老师们和我将一如既往地在这里守护你们的初心、期盼你们的成长。

我问你要去向何方，你指着大海的方向。

愿你们心怀阳光、不惧远方，任岁月流淌，终不负前行。

共和国 70 年的荣光为你们把前路照亮，

上中医的厚积薄发让你们其道大光。

即便荆棘满地，纵使丢失怒马鲜衣。

少年与爱永不老去，我们后会有期！

谢谢大家！

素养篇

博学而后成医，厚德而后为医

——造就有灵魂的卓越医学创新人才

陈国强 *

我们究竟要培养怎样的医学生，造就什么样的医生？我一直倡导并期待我们医学院的学生能够成就智慧、完善人格，成为有灵魂的卓越医学创新人才。这应该是，也必须是我们医学教育的核心使命。医学是"人学"，医学有温度、有情怀，"博学而后成医，厚德而后为医"。优秀的医学生，理应具备在仁爱诚信、家国情怀的大格局中成就自我的能力，坚守医学初心、坚定医学自信，传承大医精诚。

无论时代如何变迁，科技如何更迭，医生的对象永远是完整而富有情感的人。生命，需要温度，需要情怀，正如苹果公司总裁蒂姆·库克在麻省理工学院的毕业典礼上所说："我所担心的并不是人工智能能够像人一样思考，我更担心的是人们像计算机一样思考，没有价值观，没有同情心，没有对结果的敬畏之心。"越是物化的医学越要呼唤医学人文精神的回归，呼唤医学与人文的完美结合。

希望医学生们怀揣理想与坚持，不负青春、不枉时光，让每一个脚印都沿着自己的轨迹向前，努力变成自己希望的模样！

* 陈国强：上海交通大学医学院原院长，中国科学院院士。

纪录片《人间世》第 2 季第 9 集《浪潮》以我在上海交通大学医学院 2018 年毕业典礼上关于"忧虑"的一段讲话镜头为开端，讲述了一位"小"医生和一位"大"医生的故事。小医生在现实工作中磕磕碰碰，经受挫折。大医生虽然已经成为别人眼中的"名医"，但他也坦陈自己一路坎坷，他在片中说，"我发现能做好医护这种职业的往往并非最聪明的学生，而是那些不特别聪明，但能始终不停地在跑道上奔跑的选手。"的确，无论是刚刚迈入医学院校的新生，还是行将踏上临床一线的"准医生"，甚至是今天的"大医生"，都曾对今后的行医生涯有过憧憬，有过迷茫，甚至有过动摇。我不止一次收到过这类来信和邮件。作为一名医学教育工作者，一名有着 30 多年教龄的"老教师"，我经常会问自己：我们究竟要培养怎样的医学生，造就什么样的医生？

我们究竟要培养怎样的医学生，造就什么样的医生？

要回答这个问题，我想首先应该明白何谓"医道"。孙思邈在《大医精诚》中提到，医道乃"至精至微之事"，习医之人必须"博极医源，精勤不倦"，即为"精"；医者要有高尚的品德修养，以"见彼苦恼，若己有之"感同身受的心，策发"大慈恻隐之心"，进而发愿立誓"普救含灵之苦"，且不得"自逞俊快，邀射名誉""恃己所长，经略财物"，此为"诚"。我一直倡导并期待我们医学院的学生能够成就智慧、完善人格，成为有灵魂的卓越医学创新人才。这应该是，也必须是我们医学教育的核心使命。医学是"人学"，医学有温度、有情怀，"博学而后成医，厚德而后为医"。优秀的医学生，理应具备在仁爱诚信、家国情怀的大格局中成就自我的能力，坚守医学初心、坚定医学自信，传承大医精诚。

医生的"温度"一定离不开医学人文素养的教育。我常常听到临床教师在私底下抱怨："如今的临床工作已经忙得喘不过气了，哪里还有工夫顾得上人文教育、思政教育？"我想大概是这些教师误解或是狭隘理解了"人文教育"的内涵。其实医学人文的内容范围很广，除了救死扶伤、关爱病人之外，诸如卫生相关法律法规、医学哲学、医学伦理学、医学心理学、职业礼仪与形象、团队协作、医患沟通技巧、临终关怀等，其实都属于医学人文的范畴。在临床工作中，对于医疗投诉、医疗纠纷案例的分析，其实也可以是一堂生动的人文教育课，而且其教学效果远胜于枯燥的理论说教。其实，最好的人文教育恰恰就是教授的"言传身教"，临床中的每一个细小环节都是培养医学生人文素养的绝佳机会：查房时的病床边、交班时的办公室内、手术台旁，甚至只是换药前为病人关上一扇窗门、搬来一扇屏风，抑或是天冷时心脏听诊前用双手将听诊器捂热，都能够让同学们明白，"医者仁心"无处不在。

我 的 忧 虑

《孟子》有云："生于忧患，死于安乐。"虽然我从不吝啬对当代医学生的溢美之词，但也正是出于对他们真挚的爱，我内心深处同样还有很多的忧虑。

我忧虑，优秀的孩子们甚至是我们今天所谓的"大咖"们是否会太过自我。每当面对荣誉竞争时，我都会听到一些声音，或吐槽规则不公，或抱怨结果不平。虽然只是少数，但我依然不免感慨：难道唯有自己获得，规则才公？唯有回报自己，结果才平？精致的利己主义者或许可得一时功利，但终将无法达成一生功业。"功利心"无可厚非，但唯我独尊、不守规矩、罔顾大局，就值得我们反思了。别总想着"C位出道"，要学会换位思考，包容、尊重、爱护、耐心、温暖……所有这些，别人或许可以缺失，但良医者必须拥有。

　　我忧虑，聪慧的孩子们是否会迷失自我。在这个信息爆炸的时代，我们的双眼是否永远睁大？我们的求知欲是否永远执着？我们是否会越来越不屑于独立思考？遇到问题是否习惯所谓的"弯道超车"直奔结果？太多的不确定性，会不会使我们对未来产生迷茫甚至恐惧，进而丧失前行的动力？"思以达智，方能久远"，医者尤其需要具备慎思慎独、慎辨慎识、慎微慎行的能力，在无路时不彷徨，在路多时不迷失。

　　我忧虑，任性的孩子们是否能够在漫漫行医路上坚守前行。面对瞬息万变、纷繁复杂的医疗环境，未来一定会遇到那样的时刻——当被临床、科研任务折磨得身心俱疲时，当被病人、家属不信任甚至恶语相向时，当被硕士、博士、规培、专培狂轰滥炸时，当觉得医学之路难以为继时……你们是否会放弃当初的誓言不再坚守？这时候请谨记：若无涓滴之水，难成大江大河；人无点滴积累，难成大爱大才。敬畏科学和生命，能让我们面对名利牵绊时，始终不忘医学的温度；能让我们面对有限生命时，竭力拓展生命的宽度；能让我们面对迷茫前路时，依然坚守医学的厚度。拥有医者之"术"固然要紧，而拥有医者之"道"更加重要。

　　我想借用《知乎》上的一段话告诉医学生们：不要简单地以为，医生就是衬衫领带外加白大褂风度翩翩的社会"精英范"，或者3M听诊器时刻挂在脖子上的时尚"高级感"，或者张口闭口都是基因、蛋白的科学"狂人相"，这基本是《实习医生格蕾》看多了。我理解今天的医学生，他们寒窗苦读10余载，终于真正成为一名白衣战士，心中的自豪感、理想抱负、职业荣誉一下子喷涌而出，幻想着每天穿着洁白整齐的白大褂，在井井有条的病房里查房；幻想着每月西装革履，在万人瞩目、高端大气的国际会议上交流；幻想着每年在万众景仰的《自然》（Nature）、《科学》（Science）杂志上，看到自己的名字。能够

·

"梦想成真"的永远只有少数，即便有幸如愿，那也远不是医生生活的全部，更多的定是在背后比其他人付出加倍的艰辛和为了医学理想而执着的坚守。

生命，需要温度，需要情怀

如今，日新月异的科技创新时刻颠覆着我们对世界的印象，重塑我们对未来的认知。医学发展也极其迅猛，现代化的诊疗设备和药物可谓层出不穷——达·芬奇机器人已经来到我们身边，千里之外就能够完成精细的手术，3D打印、超级计算机Watson医生的神奇功力让我们叹为观止。创新是医学教育与生俱来的"DNA"。要想全方位、全周期地保障人民健康，我们的医学教育必须创新求发展，顺应奔腾而至的科技革命和产业变革。而大力发展新医科，是新时代赋予医学教育创新发展的重要使命。

正是在这样一个时代，我们更需要唤醒敬畏生命、大医精诚的人文情怀，因为无论时代如何变迁，科技如何更迭，医生服务的对象永远是完整而富有情感的人。生命，需要温度，需要情怀，正如苹果公司总裁蒂姆·库克在麻省理工学院的毕业典礼上所说："我所担心的并不是人工智能能够像人一样思考，我更担心的是人们像计算机一样思考，没有价值观，没有同情心，没有对结果的敬畏之心。"因此，越是物化的医学越要呼唤医学人文精神的回归，呼唤医学与人文的完美结合。

我们要培养的是有灵魂的卓越医学创新人才，是有人文精神、科学精神和贵族精神的医学"匠人"，是"身上怀有技术，内心葆有温度"的临床医生。希望医学生们怀揣理想与坚持，不负青春、不枉时光，让每一个脚印都沿着自己的轨迹向前，努力变成自己希望的模样！

好奇心，成就好医生

闵建颖 *

"好奇心"，只有与"仁爱心"相结合，才能真正体现出医学的温度，才能真正实现医学的"以人为本"。

怎么做到"总是去安慰"呢？如果这个"安慰"是不走心的、是惺惺作态的、是为了安慰而安慰的，那可能会适得其反；而在了解患者的家庭背景、知识层次、心理状态的前提下，切合实际的帮助与安慰才会打动人心、才是赢得患者信任的基础。这就需要对人性、对情感的深入探究精神，以及与之相应的同理心、仁爱心。归根结底，在医学领域，所有的"好奇"都应该指向提高生命质量、解除病人痛苦这一根本目标。

无论哪个时代，医生对于病人的仁爱之心是不应该也是不能改变的。如果所有的教学手段与方法、所有的评价体系与内容，都指向让医生努力成为自然科学的创新者，而弱化"医学是最人文的科学"的话，那么医学的世界将永远只有白色，而失去了她本该具有的象征生命的红色、充满活力的绿色、憧憬宽广的蓝色、体现浪漫的紫色……

悲天悯人、关怀病人，是仁心、善心的具体表现，是医患双方感到安全、彼此信任、相互接纳与增加勇气的最好发端。

* 闵建颖：上海交通大学医学院附属仁济医院

近年来，医学教育被人诟病最多的就是所培养的学生缺乏人文精神，所培养的医生大多是没有灵魂的匠人。尽管我国的医学教育模式已经发生巨大变化，探究式、讨论式、实践式的课程越来越多地应用于基础与临床教学，从而在学校教育中运用以探求、创新为主的多种教学方式和手段，以期改变和激发学生的学习兴趣、求知欲和好奇心，力求引导学生主动思考、主动学习。但是，赋予人文特性的医学，是不是只需要科学技术层面上的探究欲和好奇心呢？

笔者认为，那是远远不够的。英国有句谚语：好奇害死猫（Curiosity killed the cat），说的是猫的好奇心很重，经常会四处探险，有时候不小心就会付出生命的代价。这句话也用来告诫人们：不要对任何事情有太多的好奇心，否则有可能会引火烧身，甚至付出生命的代价。面对这样的双刃剑，如何平衡把握，确实值得我们认真对待。

保持医学好奇心，重视学科特殊性

在自然科学研究领域，好奇心往往能够激发起人们探索和求知的欲望，从而推动人类进步，这样的事例不胜枚举。肖沃尔特（V. M. Showalter）等人最早将科学素养的内容概括为"科学本质、科学概念、科学过程、科学价值、科学与社会、对科学的兴趣、与科学相联系的能力"[1]。而好奇心恰恰是激发科学素养的重要因素。"我没有特别的天才，只有强烈的好奇心。永远保持好奇心的人是永远进步的人。"爱因斯坦曾这样总结他获得成就的原因。确实，16 岁时他就对"光速运动"产生了浓厚的兴趣，比如光是以很快速度前进的电磁波，如果一个人以光的速度运动，他将看到一幅怎样的景象呢？能否看到前进的光，

[1] 丁邦平.国际科学教育导论［M］.太原：山西教育出版社，2002：163-164.

还是只能看到停滞不前的电磁场？在这种好奇心的驱使下，通过潜心研究，他终于取得物理学研究的重大突破。他先后开创了 4 个物理学领域：狭义相对论、广义相对论、宇宙学和统一场论，同时作为量子理论的主要创建者之一，在分子运动论和量子统计理论等方面也做出了重大贡献。

医学介于自然科学与社会科学之间，好奇心也是推动医学进步与发展的原动力之一。李时珍自小在父亲的耳濡目染下，对中医和草药有着浓厚的兴趣，怀抱着一颗探究医学与药学世界的好奇心。他经常深入民间不耻下问，从渔夫那里，他了解到有关水生动物的知识；从猎人那里，他掌握了有关飞禽走兽的知识；从樵夫那里，他通晓了有关花卉植物的知识；从农民那里，他学到了分辨五谷的本事……他还将所看的医书都进行逐一求证，甚至亲自服用剧毒药物，从而纠正了古代本草书籍中的某些错误，并收集了很多民间偏方、自组了一批新方，前后花了近 30 的时间，最终著成了举世闻名的中药巨著《本草纲目》。

心理学这样定义"好奇心"：个体遇到新奇事物或处在新的外界条件下所产生的注意、操作、提问的心理倾向。从这个意义上来讲，好奇心无疑是一个人寻求知识的动力，它也越来越多地被看作是创造性人才所具备的重要特征。

好奇心，也应该是医学生和医生不断向前的动力。然而，在成为医学生之前 10 多年的小学、初中、高中阶段的学习过程中，大多数孩子只知道"这道题怎么做"，而并不去探究"那是为什么"。经历了从对什么都充满"好奇心"的童年时代到之后长达 12 年的"刷题模式"，很多孩子的好奇心已经在不知不觉中被抹杀了，说得更严重一些，他们已经不习惯去质疑前人、不习惯去否定经验、不习惯去创造问题，而是把自己禁锢在固有的知识里，思维也越来越萎缩。

研究者通过实验发现，对特定学科有较高科学好奇心的学生属于较高智商水平层次，而较低好奇心的学生则相反。因此，多数研究者推测，拥有较强科学好奇心的学生将取得更高的学业成绩，反之则较低。[1]

2017年，中国医科大学张云等人所做的一项基于医学生能力培养需求的问卷调研显示，有19.82%的医学生认为亟须培养"学习兴趣、好奇心和求知欲"。这说明，越来越多的医学生已经看到了"好奇心"在医学成长道路上的重要作用，同时也感受到了自身在这方面存在的不足。

保持具有人性关怀的好奇心

通常，在我国一线城市，一名医学生成长为一名医生，需要经过5年的本科学习、5～6年的硕士和博士学习，或者本硕博8年一贯制学习，还需要经历1～2年的住院医师规范化培训。在这少则10年，多则十四五年的学习生涯中，要始终保持对这个学科的求知欲和新鲜感，是相当困难的。另一方面，年轻的医学生走出校园，蜕变成一名真正的医生之后，开始面对更多来自工作与生活的压力，还有随时都要面对的紧张的医患关系，要保持一颗初心，永远充满活力，消除职业倦怠感，也是相当困难的。

曾经在产科教授那里听到过一件事情：有一位20多岁的孕妇因先天性复杂性心脏病、肺动脉闭锁、严重低氧血症，几经辗转来到仁济医院产科，她深知自己的身体无法承受整个孕期的折腾，随时都有

---

[1] 董妍，陈勉宏，俞国良．科学好奇心：研究进展与培养途径．教育科学研究，2017（09）：76-80+87.

性命之忧，但即便这样她还是要生下这个孩子，她甚至主动提出写下"保证书"，承诺生孩子完全是自己的意愿，如果发生意外家人也绝对不会找医院算账。

在反复劝说、耐心解释并告知患者孕期各个阶段可能发生的险情后，她仍然抱有执念，誓死也要生下孩子。生孩子是高兴的事情，也是顺其自然的事情，孩子往往代表着爱的结晶、是家庭圆满的象征、是年老后膝下承欢享受天伦的前提。但是一个女人如果为了生下这个孩子，连自己的生命都可以放弃，那一定有其背后的故事。

继而，主治医生了解到，这位孕妇从小就有心脏病，但因家境贫困错过了手术的最佳年龄。后来她拖着病体在深圳打工的时候，遇到了几位好心的青年，在当地为她发起了募捐活动，在大家的资助下，她做了 FONTAN 手术，虽然不能根治疾病，但是病情还是得到了控制。在整个募捐和接受手术的过程中，她与募捐的主要发起人、一个热心豁达的男孩子相恋并结婚了。出于对爱人的感激，她一定要为他生个孩子作为回报，她说："本来我的命可能早就没有了，是他让我燃起生的希望，也给了我爱情的滋养，所以无论如何我都要为他生一个孩子，那将是我们爱的见证，即便我不在了，还有孩子可以陪伴他。"这一番话，让同是女性的林教授为之动容。确实，对于这样危重的孕产妇而言，终止妊娠是最安全、最妥帖的处理方式，但是女性有生育权，更何况以命相搏的背后是这样一个如此感人的爱情故事。

医生此刻能做的，就只有在心理上理解她，在情感上陪伴她，在技术上帮助她，跟她一起与死神抗争。同时，用实实在在的言行让她相信医生，一步一步跟着医生的思路走下去，哪怕迎来最坏的结果也无怨无悔。就这样，她与医务人员一起经过几个月的努力，闯过一关又一关，最终母子平安出院。

　　这个故事启发了我，"好奇心"不能也不应该只停留在自然科学的范畴，它只有与"仁爱心"相结合，才能真正体现出医学的温度，才能真正实现医学的"以人为本"。人的思维方式是多向度的，既有对科学的、技术的"好奇"引发的探索，也有对人性、情感的"好奇"带来的探究。我们时常提起特鲁多医生倡导的"有时去治愈，常常去帮助，总是去安慰"。可是怎么做到"总是去安慰"呢？如果这个"安慰"是不走心的，是惺惺作态的，是为了安慰而安慰的，那可能会适得其反；而在了解患者的家庭背景、知识层次、心理状态的前提下，切合实际的帮助与安慰才会打动人心、才是赢得患者信任的基础。这就需要具有对人性、对情感的深入探究的精神，以及与之相应的同理心、仁爱心。归根结底，在医学领域，所有的"好奇"都应该指向提高生命质量、解除病人痛苦的这一根本目标。

　　一个清楚的事实告诉我们，医学科学的发展与疾病谱的改变总是相伴相生的：以前无法治愈的疾病现在有救了；以前能治愈的疾病现在又耐药了；今天无法解决的医学难题，明天可能就迎刃而解了。应该看到，从治疗疾病本身来讲，当下或许还不能突破其局限性，但是从长远来看，从科学技术进步的角度来看，它终有被攻克的那一天。然而，有一点是始终不会改变的，那就是无论哪个时代，医生对于患者的仁爱之心是不应该也是不能改变的。如果所有的教学手段与方法、所有的评价体系与内容，都指向让医生努力成为自然科学的创新者，而弱化"医学是最人文的科学"，那么医学的世界将永远只有白色，而失去了她本该具有的象征生命的红色、充满活力的绿色、憧憬宽广的蓝色、体现浪漫的紫色……

　　那么，问题又来了，这样的好奇心要如何培养呢？我国教育家刘道玉曾指出，中国教育的解放必须从解放儿童的好奇心开始。恩格尔和哈克曼对一些教师所做的一项调查表明，有 70% 的教师认为好奇心是儿童成长过程中的五大性格特点之一[1]。因此，在教育教学中应从小培养孩子的好奇心，把这种好奇转化为对科学的探索。

在基本的医学教育中，除了要培养精于术、勤于业的职业精神外，更应培养发乎内心的、对人性的温暖与帮助的人文精神。因为那是一种内化于心的自觉行动，是深到骨髓、触及灵魂的一种习惯。这样的培养过程自然不会一蹴而就，它需要长期的人文积淀、需要周边环境的不断熏陶，更需要医学生或是医生不断地突破与超越自我，这是需要用其毕生精力去修为的事业。

首先，要培养学生有一颗"爱他人"的善心。明末医家裴一中在《言医·序》中写道："学不贯今古，识不通天人，才不近仙，心不近佛者，宁耕田织布取衣食耳，断不可作医以误世！"[2]仁心近佛的实质就是"爱他人"，这与中国儒家提倡的"仁爱"一脉相承，这也是由医学的本质所决定的。悲天悯人、关怀患者，是仁心、善心的具体表现，是医患双方感到安全、彼此信任、相互接纳与增加勇气的最好发端。这种善心的养成需要家庭教育、社会教育和职业教育相互融合，也需要对医学这一职业有高度的认同与归属。目前，医学生的早期接触临床、志愿服务活动等形式可以帮助其更早地接地气和与"人"打交道，在这个过程中，善于思考的学生会更容易去感受病人的疾苦，去体悟医者使命的崇高。

其次，要培养学生有一种"利他人"的胸怀。古有医家割股救人的故事，说的是为了拯救患者的生命，医生不惜割下自己大腿上的肉给患者做药引子。现在听来或许有点荒唐，但是这个传说深刻地阐释了医者的"利他性"，当自身的利益与患者的利益冲突时，首先考虑病

---

[1] 姚咏.美、法等国对儿童好奇心的培养.外国教育研究，2012，39（03）：11-15.
[2] 《言医·序》（明代裴一中著）。

人的利益。这在安·沙利文对于职业精神的论述中有较为经典的定义，在其解构的职业精神三个核心要素中就有"该职业的从业者把客户的需要置于自身利益之上的信托责任"。同理用在医学界，就是"一切以病人利益为重"，简而言之就是"利他"。当大家都在质疑现在的教育是在培养"精致的利己主义者"的时候，医学教育更应反思并且超越，因为医学是关乎人的生命的学科。如果培养出来的医生都是只顾自己不顾他人的，那么今后在治病救人的时候怎么会有"无私无畏"的胸襟和气魄呢？那么有谁还会去挑战医学的禁区、去书写医学的传奇、去推动人类健康事业的进步呢？医者的利他性是需要培养的，其中无偿献血就是一个很好的习惯养成的途径，此外自愿在身后捐献器官等也是利他性的具体表现。如果医学生能够多一点考虑我可以为别人带去什么，而不是我能得到什么，那么医学职业精神的培育就有了良好的土壤。

保持有热情且包含人性的好奇心

最后，要培养学生有一腔"助他人"的热情。美国教育学家内尔·诺丁斯（Nel Noddings）论述了学校教育的主要目的，应该是培养有能力、会关心人、学会爱人的人[1]。当今社会人与人之间缺乏信任，导致社会上出现很多让人匪夷所思的现象。作为社会的一个细胞，医学生或多或少也会受到负面影响，凡事都是"事不关己高高挂起"的样子，只看病不管人，病人有什么难言之隐、需要怎样的心灵安抚等，一概不闻不问。如果病人在医生眼里只是一台机器、一件商品，没有了问候、没有了同情，那么医学本真的对人的关怀就消失殆尽了。一

[1]［意］亚米契斯.爱的教育.刘月樵译.北京：光明日报出版社，2009.

腔助人的热情可能会被现实浇灭，但是只要坚持不懈，每个人都做出自己的努力，那就能形成行业的合力、社会的合力。另一方面，在一个医疗团队中也要有舍弃小我的境界，团队成员要彼此理解、相互信任。因此，在学校教育中要更多地融入团队意识的教育，形成"助人快乐"的风气。

"好奇心是智慧富有活力的最持久、最可靠的特征之一。"在自然界，好奇心越重的动物，生存能力也就越强，因为它们有着强烈的探索各种事物的特性，从而获得更多的知识来应对周遭随时可能发生的情况；在求学时，好奇心越重的医学生，医学之路一定会走得更坚实、更长远，医学基础也会打得更加牢固，因为他们有着更强的洞察力；在工作中，除了具备较高的医学素养外，还要把"爱他人"的善心、"利他人"的胸怀、"助他人"的热情结合起来，去体恤和关心疾病以外的更深层次的需求，从而让医患关系变得简单而和谐，对疾病的诊治就会变得更加及时而有效！

好医生的养成，从好奇心开始！

枫林桥畔的医学人文

——以 20 世纪 80 年代的诗刊和文学社为中心

方益昉 *

作为有体温、有脉动的医学人文，或者具体到校园内的文学社团，及其相关的人和事在医学精英的成才过程中究竟贡献几何？从上海医学院已经掌握的资料来看，医学人才的养成与医学成就的取得，在近半个世纪的校友成长史中呈现无数条可能的路径。下述源自枫林桥畔的校友事例，无论从个性化视角，还是延展的群体性记忆，均是为后学提供剖析借鉴的鲜活标本。

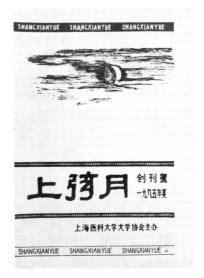

《上弦月》创刊号

大部分晚辈校友对改革开放后上医校园里的第一本学生社团刊物，恐怕闻所未闻，而对于《上弦月》与上医的关联，更是云里雾里。1985 年，恰逢我本科毕业，那时的我踌躇满志而又无所事事，喜欢去篮球场下的防空洞娱乐放松。看

* 方益昉：上海健康医学院

　　大厅雅座里人来人往，爱情在此激荡；听贝斯演奏的舞曲，一浪高过一浪。此时恰有同好提议，我们不妨办份杂志纪念这段美好时光。正值今夜云淡月朗兆头好，于是借用星空上弦月为杂志命名，谐音沪语"上医的"。

　　学生会小楼里躺着一架老式的油印机，那是自 200 年前西医东渐开始，协助传教医生宣传医学和哲学常识的武器，也是抗日战争期间，先烈们鼓舞民族士气的武器。如今，这架老物件将在我们的手中焕发新的生机，我们要推陈出新，讴歌时代，充分展现 20 世纪 80 年代新一代青年的风采。

　　说实话，由于学生会成员不断更换，因此想要记住所有人是不可能的。但脑海中记忆犹新的，是现任纽约大学温斯罗普医院神经

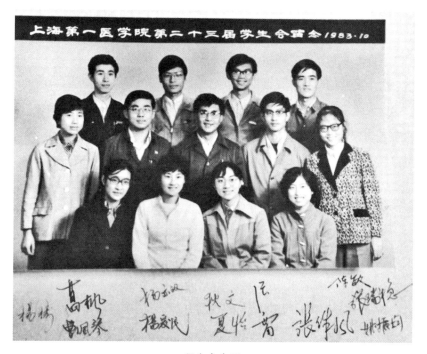

学生会合影

内科教授的叶师聪，他为我们捐献了大量的印刷用纸；还有至今仍联系密切的中山医院骨科元老姚振均教授和波士顿地区的著名全科医生葛枫博士，他们二位从进入大学开始就给予我们很多的帮助。在办杂志期间也有一些有趣的事，比如学长们不忘小小地欺负一下新同学，指挥现今已成为新泽西东部神经内科医生的宋浩东同学老老实实地刻写蜡纸，其秀丽的笔迹传世数十载，竟成为青春痕迹。那日朝霞初升，编委们一身油墨，终于装订完成了极为原始的上医诗文创刊号。

在早期的编委成员中，据说黄金梅同学已经嫁入中东豪门，但愿有朝一日能够在域外巧遇这位当年的主编。吴延凤同学从政以后，依旧关心着同学与学校的发展。苏岭同学早已从海外学成归来，在政界、商界和学界取得了成功。因此说，学生时代初涉人文的经历，应该对学子的人生轨迹产生了一定的影响。

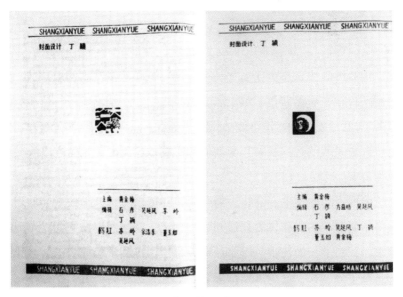

早期的编委成员

事实上，早在文学社成立与诗刊面世之前，上医校园已经形成浓厚的人文氛围，并与时代接轨，与 20 世纪 80 年代文化振兴、思想开放和艺术包容的社会大势息息相关。也就是说，当时的医学生们并非一群只会背死书的榆木疙瘩。当年上海市内活跃的大学生社团，如复旦大学的诗耕地，上海交通大学的寸草、鸽哨等文学园地，都与上医学人保持着各种联系，甚至数十年后，再度开启了交流第二春。

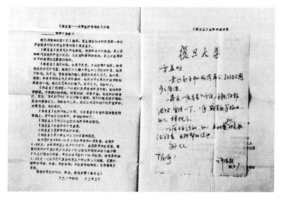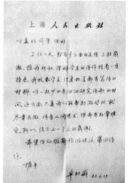

与各方交流

1982 年，上医举办了首届诗歌比赛。低年级的我虽初出茅庐，但也踊跃投稿，居然获得了第二名。当时张雷学长朗诵的一首诗《有的人》，对我启发很大。这首诗是我国著名诗人臧克家先生的代表作，这位诗人也是我的远房长辈，受他们的影响，少年的我曾立志以人文事业为追求。

记得当年的学生会会长、当今的国际著名流行病学权威、加州大学洛杉矶分校的张作风教授通知我去领奖，并当面表扬了我。作为小学弟，我在学长面前很是腼腆且缺乏自信，得到学长的表扬，对我来说真是十分欣喜。近年见到仁济医院副院长、我国著名妇产科专家狄文教授时，他还不忘调侃一下作为学弟的我：当年你们的活动经费还

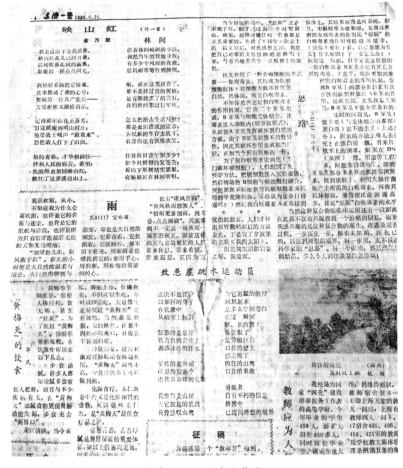

校报上刊登的文学作品

是我这个学生会秘书长划拨的哦！

　　不久，校报上也开始刊登同学们的各种文学作品。几十年来，尽管许多校友联系甚少，但文字不会消失，思想不会淹没，青春的理想与勇气依旧跃然纸上，铭记于心。

　　翻阅刻字版《上弦月》目录，其中所列稚嫩但纯情的作品，几乎就是一代医学精英的初生写照。现代教育机制下成长起来的叶师聪教

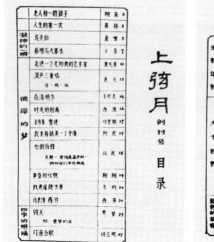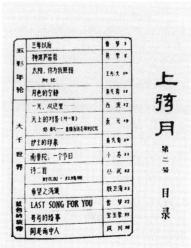

《上弦月》前两期目录

授，虽正值青春，但已能信手填词，以传统"点绛唇"表达情愫：

"踏遍瀛海，夜临空去遣归路，怅然环顾，恨子期难遇／萦梦虽消，却寂然如故，谁向诉，万千思绪，怨觅芳无处。"

翔翔的诗，像一幅色彩斑斓的油画，词句华丽，韵律流畅。每当夕阳西下，校园广播电台的大喇叭里便响起《爱情是蓝色的》这首歌，优美的流行电子音乐与食堂里弥漫的饭菜香味交织在一起，双重滋养着校园里的饮食男女。

刻印版升级为打印版，标志着《上弦月》已经步入正轨。此时上医学生的笔端，由以往的卿卿我我逐步转为用散文和诗歌的形式去探讨生命与哲学。当下国际抗衰老研究领域的领跑者殷卫海教授，30余年前就试图拆解《我本身就是一个矛盾》。刘毅同学是演唱歌曲《我爱北京天安门》的首位小歌手，他以其父的这首成名作为蓝本，一路高歌，成为加州罗马琳达医学院的临床教授。近年来，费海凌同学出版了《土著河姆渡人》与《美国追欢》两部长篇小说，成为既能循证，又会读人的硅谷地区临床医生。

　　笔者虽然度过了对青春诗歌的狂热期，却依然热爱教育教学事业，经常返归故土，担任数家医学院的特聘教授与外籍教授，旨在唤醒中国临床执业中，已被遗忘半个多世纪的奥斯勒医学人文精神，并以每年至少一本专著的节奏，徜徉在学术与生活的两岸。郎景和院士曾为我 2018 年的新著作序，"这是一本别开生面、意蕴深厚、令人兴致盎然、拍案叫绝的书"。

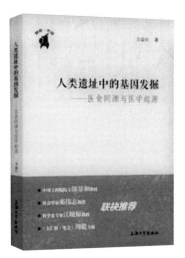

笔者 2018 年著作

　　如果仅以《上弦月》，或者 20 世纪 80 年代中叶以后，包括《枫林》在内的研究生刊物作为判断上医学子的人文性格，恐失之偏颇。人物点评往往挂一漏万，难以面面俱到。徐建光教授转任大学校长后，每年的开学演讲和毕业演说都是上海大学里盛大节目的闪光点，其精湛的手外科功力和精彩的二胡演奏技艺，与徐校长悲天悯人的艺术感悟不无相关。由黄钢校长担纲的"西方油画中的医学人文"特色课程，是其作为核医学权威，直接与医学与艺术沟通的切入点。作为校友，如果你尚未聆听过医政管理领域达人张勘教授的现场清口，一定甚感遗憾，因为你其实是错过了最富含医学信息的艺术体验。

　　作为新泽西哈根萨克大学医学院微生物学教授与临床诊断专家，77 级大师兄洪陶的歌唱艺术和摄影技艺同样出类拔萃。他不仅在作品中彰显了人文素养，而且早已将这种精神融入血脉，令人难以诠释其事业成功之完美。让我们再一次听听波士顿大学医学院神经内科主任

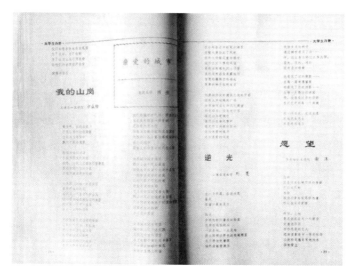

大学生诗作

周岚教授吟诵的诗篇："寒冬腊月雪飞舞，冰冻地，风刺骨。早出晚归，蹒跚踉跄步。手机音乐伴一路，虽艰辛，不孤独。/ 中风癫痫脑膜炎，这里叫，那里呼。不辞劳苦，只为把病除。人生无常多变数，祈病患，均康复。"

在这里，良医与良心，妥妥地、美美地成为上医学人的成功标杆。

在佛罗里达行医的网红诗人西子文君，每天都行走在诗歌意象与临床诊治的滩涂上，即使"手脚也如金属一样冰凉"。与此同时，太平洋对岸的中山医院新锐杨震教授则利用微信公众号传播医学人文，可谓后来居上，后生可畏！

　　醒来吧，我的山冈 / 不要让你棕红的脸膛 / 仅仅成为我梦中 / 飘忽不定的意象

　　刚刚开始的对话 / 已经历得太久太长 / 看吧，山冈上已落满了紫藤花 / 虽然有过年轻的早晨 / 你我同枕浓雾和白霜

　　如果路上的每一块花岗石 / 都有顽强的记忆 / 我将是一个富有

的护山人／让小溪永远盘旋在你的身旁／叙述前一千年的童话／和后一千年的幻想

　　不要重新打开过去的话匣／让我们默默地、默默地／把心中那些久蓄的话／托付给诚实的路吧／让它歪歪斜斜的笔画／书写太阳升起的诗行。

　　少时曾有诗，诗逝乃成史！这是我的宿命，也是上医学人的医学人文使命。

重塑医生的生死观
——从希腊医神之死说起

王一方 *

1968 年度诺贝尔生理学或医学奖得主卢里亚曾将现代医学比喻成一架巨大的老虎机，吞噬大量钱财，却只能提供一堆支离破碎的生命图景。

医疗目的与境遇的重新思考与排序，更应关注无痛苦、无牵挂、无遗憾，有尊严、有灵性的治疗与别离。医学界承担着建构全社会从容、豁达生死文化的使命。救助观、生死观的校正与更新必须从"白大褂"开始。

与死神讲和的过程并非消极地等待死亡，而是积极地去缔结爱的遗产。

哈佛大学校长福斯特认为爱能让死者复活。死亡是一种特殊的人生经历，生命的终结并不意味着死者从幸存者的世界中彻底地消失，死者会以一种特殊的方式，进入生者的记忆之中，延续自己的存在，左右生者的未来。

医生、患者、家属达成一份共识，死亡并不是虚无，而是另一种新的存在，精神、价值犹存，我们应该也必须把握爱的窗口，去道爱—道别—道歉—道情，尽可能杜绝不辞而别的遗憾，化解不欢而散的心结。

* 王一方：北京大学医学人文学院

医者是一群苦斗在生死悬崖上的铁军，救死扶伤是他们的职业本分。然而，面对生死困局，他们并不是常胜将军，也会遭逢尽力、无力、无效的顿挫与无奈。此时，永不言弃的姿态并不可取，医者必须穿越死亡、超越死亡，对病人与家属进行生死辅导，帮助他们克服恐惧与不安，接纳死亡，对病人实施立体的死亡关怀（长期照护期、临终期、濒死期、哀伤期）。推而广之，医学界还承担着建构全社会从容、豁达的生死文化的使命。因此，医者检讨自身的生死意识，重建生死观尤其重要。

医生并不是超人，他们不仅是死亡事件的他者，除了面对病人的死亡，也要面对亲友的死亡、自身的死亡。因此，死亡意识的萌生不仅源自急诊室、病房里的失救事件，也包含对于至爱亲朋离别的忧伤，以及自身死亡的预期与想象。医者第一次严肃的死亡思考可能来自首堂解剖课后的紧张与惊恐，也可能源自对希腊医神之死的沉思。

医 神 之 死

无疑，古希腊人创造了丰富的神祇体系，诸神诞生，才有百业传承。医有医神，他叫阿斯克勒皮俄斯，健康女神则是美丽的少女海吉娅，他们都是太阳神阿波罗的后代。阿斯克勒皮俄斯是太阳神阿波罗和宁芙仙子科罗妮丝的儿子，阿斯克勒皮俄斯的经典形象是手执蛇杖，目含神圣，从容而淡定地迎击人类疾苦，古往今来，医界都将蛇绕木杖作为职业的象征。海吉娅则手持装有蛇的银碗，身旁环绕象征吉祥平安的橄榄枝。相传，海吉娅是医神阿斯克勒皮俄斯的女儿，因此沿袭了蛇的图腾。相传阿斯克勒皮俄斯操蛇杖救死扶伤，几乎到达了起死回生的高度，谁曾料想，其精湛医术却引起众神之王宙斯的忧虑，担心他的起死回生术越位，改变人类生死格局，因而医神被宙斯以雷霆处死。阿斯克勒皮俄斯之死告诫人们，医生是人，不是神，神尚且如此，何况非神的医者，尽管他们付出百倍的努力，仍然无法企及决生死的高度，因为，在救死扶伤与起死回生之间有一道不可逾越的深壕，没有生机无限，只有危机重重，苦难、生死都是人类宿命，无法逾越。

"永不言弃"？

20 年间，纷至沓来的生命新技术、医疗新奇迹让人眼花缭乱，心肺复苏、心脏移植、叶克膜（人工肺）、人工肝、人工肾、肠外营养已不再稀奇，基因可以打靶了（定点敲除和植入），病残器官可以用 3D 打印替换了，大脑可以移植了，治疗可以精准了，濒死可以冷冻了（来日复活）。不病、不老、不死的生命图景似乎越来越清晰，目标越来越接近……踏平苦难、消灭疾病、征服死亡的乌托邦念头悄然兴起。然而，人们对高技术、高消费之下的人财两空越来越不接纳，一切死亡都是非正常死亡，都要通过打医生、告医院获得赔偿……严峻的现实逼迫我们思考，救死扶伤的真谛就是"永不言弃"吗？

"永不言弃"作为道德宣誓，无可厚非，它是"救死扶伤"的注脚，但要作为行为逻辑，则大有商讨的余地。追溯医学史，没有"永不言弃"信念确切的首倡时间，我想一定是在生命替代技术相对发达、关键技术隆重推出的某一天早上，可能是人工心肺机或 ICU 的发明日，也可能是叶克膜技术的专利日，或是人工肝、人工肾、肠外营养的推广日。因为在低技术时代，人们总是感念"病入膏肓"面前的回天无力，深知"医学是不确定科学与可能性的艺术"（临床医学大师奥斯勒的名言），医生永远也不可能"全知全能全善"，只能"有时，治愈；常常，帮助；总是，安慰"（特鲁多大夫的墓志铭）。无疑，在病魔和死神面前，医术有短板，医生有盲点，全力施救开始、无力失救告终的情况不时出现。医者一往情深，却万般无奈，患者茹苦含辛，却撒手人寰。最后，医患双方都只好以"道高一尺，魔高一丈"来自慰，只有在生命替代技术一路狂飙之际，许多危机重重、山重水复、命悬一线的险境才可能峰回路转，展现生机无限的曙光。于是，医者才敢信誓旦旦地对患者、家属，乃至社会承诺"永不言弃"。殊不知"永不言弃"的背后隐藏着深刻的道德悖论。

首先，"永不"表达的只是医者的一份职业意志，面对危局，一心赴救，没有任何选择退却的杂念。当然，假定有足够的个人财富与卫生资源，永不停电、永不停药，维生的机器可以永不停机，或者发生故障立即更换一台，接力维生，"不死—不活"或"半死—不活"的局面可能维持很长一段。但生命复苏、复活的奇迹未必就能出现，因为疾病的转归有规律，由衰弱走向衰竭，最后抵达衰亡，无法逆转。生命有极限，如果生死大限来临，豁达的选择必然是接纳、承担，于是"永不"便成为谎言（假动作），甚至是"以承诺去背叛承诺"，因为最终还必须放弃。

其次，"言—弃"与"行—弃"之间出现认知—告知裂痕。救治手段与维生机器随着生命的衰亡而终止了，而医者却不能言、不敢言，给患方造成"亲人不死"的虚幻想象，持续越久，花费越大，赌命心理越强烈，花钱买命的欲念越旺盛。一旦明白这里面隐藏着"言行"之间的巨大落差，患方就会感受到一种被欺瞒、被愚弄的感受，有人忍气吞声，逆来顺受，也有人铤而走险，伤医毁院。此刻，人们更应该反思医学语言与临床沟通中的"报喜不报忧""言正不言反"习俗。众所周知的医学伦理四原则就彰显了临床现实难言的残酷与悖论特质。其一，不伤害原则：药物、手术本身就是对躯体完整性与功能元状态的伤害，只能告知相对不伤害与绝对伤害的级差，而不能承诺不伤害。

其二，获益原则：患方总是期望以小伤害（代价）博取大收益，但也完全有可能是以大伤害（风险）获取小收益，甚至只有伤害，没有获益，如患者因药物过敏而休克，或手术意外、严重的并发症导致死亡。其三，自主原则：急性（诊）手术因情况紧急存在医方代理决策的境遇，无法做到知情同意，也无法让病人自主。其四，公正原则：优质手术资源短缺，使得就诊、候床、择期、择人存在巨大的人为裁量空间，没有绝对公平，只有相对公平，遵循先到原则，重症优先原则，特需/竞价优先原则，社会身份地位优先原则。由此看来，这四大原则都只言明了临床故事的一个侧面，隐去了真实故事的残酷面，因此，极易引发误读和误解。

再次，"永不言弃"的效用不能令人满意。医者"永不言弃"的奋斗换来的并非生命质量的全面提升，而是苟延残喘的"续命"，让衰竭与衰亡的间隙拉长，不仅延长了病人受煎熬的痛苦历程，使得其欲生不能，欲死不甘，病情的起起落落也让家属的心绪如过山车般折腾。

最后，不得不谈起"永不言弃"的沉重代价。1968 年度诺贝尔生理学或医学奖得主卢里亚曾将现代医学比喻成一架巨大的老虎机，吞噬大量钱财，却只能提供一堆支离破碎的生命图景。当这只老虎张开血盆大口面对垂危患者时，就会将大量的家庭积蓄与社会财富用于生命质量低下的生存境遇的维持之上，造成"穷生富死"的尴尬局面，一些"孝子贤孙"不仅拿出全部的家庭财富，甚至举债用于最后关头的"永不言弃"。此外，医院将有限的优质救助资源长期分配给复苏、复活概率较低的衰竭患者，让更多诸如遭遇车祸、溺水、意外伤害，但器官功能储备丰赡、代偿力强劲的休克病人失去救治的空间，有悖社会公平。

如果往生死哲学、技术哲学的意识根脉上深挖，"永不言弃"信念的背后是国人"永生"意象的倔强，期待长生不死；技术主义的偏执，希望凭借高新技术、器械逆转一切衰竭的生命。前者是生命观的迷失，后者是技术主义的执拗，两种观念，一个特征，都是对待生命只有干预，没有敬畏，眼中只有物化的生命，没有灵性的生命。此外，还有财富通神（假定死神爱钱财）的狂妄。三种现代性意识的叠加，便把医者逼上"永不言弃"的单行道，认定一切死亡都是非正常死亡，都是财富投入、技术干预不充分的悲剧，没有圆寂，没有寿终正寝，没有往生之途，也没有魂归故里，只有不死心念的燃烧，高技术抗争的勇猛，钱能买命的幻觉，一旦失救，便无法承受，与医者斗眼（怒瞪）、斗嘴（吵架）、斗力（打架）、斗法（诉讼）。殊不知，公道在生命神圣而无常的宿命皈依里，任何精准的法律审判都无法将所有的失救视为医者的责任疏失，临床上无计可施、有计难施的概率远远大于有计误施，因为每一个生命的密钥都是唯一，都有由生到死的开阖轨迹。俗话说得好，"医生治得了病，救不了命"，这句话虽朴素，却揭示了医学的罩门。因此，接纳痛苦，豁达生死应该成为国民的基本素养，适度选择高新技术，合理调度家庭、社会资源，以生命质量、生活质量为主要考量，而非以低能、失能、失智苟活为救治的目的，该坚持就坚持，该放弃就放弃，应该逐步摒弃千人一律的"永不言弃"救治理念和行为逻辑。

"抢救重地、闲人免入"的警示

在此讲述一个真实的临床故事，内容像电视剧一样传奇。一对情深意笃的老夫妻住在癌病房里，老先生命悬一线，喘着粗气，顽强地苦撑着，白发老太太侍候在侧，那双浑浊的眼睛不时地给老伴递去深情，一只手伸进被子，紧紧地握着老先生的手，给他活下来的勇气与力量。终于到了启动 CPR（心肺急救）的时候，老人要被转移到"抢救重地、闲人免入"的急救室。急救室门口，老太太的眼睛可以隔空张望，那只紧握在一起的手却无法松开。于是，传来一句坚定的声音："松开手，说你呢！"紧接着，一只手伸过来，硬生生地掰开他们握在一起的手，沉重的大门"砰"地关上了。30分钟之后，推出一具盖上白布单的男尸，老人的眼睛不曾闭合，手也一直保持着半小时前握手的姿势。事后，负责抢救的医生饱含歉意地自言自语：当时，我们不应该把老太太唤出去，而应该让她陪伴着至亲的人，一直握着老伴的手，用她那双苍老却坚毅的眼神去见证亲人的撒手别离，或许老人会走得更坦然、更安详一些。

听完这个故事，大家可能更在意的是那句"抢救重地、闲人免入"的警示语，谁是闲人，什么叫闲事？正统的临床医学信念是除医生和护士之外的人都是闲人，医疗项目之外的事都是闲事。其实不然，此时此刻，再先进的救助手段也无法挽回亲人的生命，要说无用、赋闲的恰恰是那些医疗项目和技术设备，而亲人的陪伴、见证、抚慰、安顿则是最最贴心的，也是最最需要得到的生命滋养和温暖。不过，要违拗科学主义的救助观实在有些难为。此时，家属常常会抱有几丝幻想，坚信亲人不会死，只要导入急救技术就会出现奇迹，于是他们一再催促医护团队加码救治投入的科目，将十分珍贵而短暂的亲人之间道别、道谢、道歉、道情、道爱的时间窗口悉数交给急救团队，去迎接替代技术，如呼吸机、人工心肺机、叶克膜、人工肝，气管切开、特别护理单元等伤害性干预手段的介入。患方家属的心理转圜点在于丢掉亲人不死的幻想，正视生命的终点，接纳死亡的降临。将临终时节的项目单重新排定，优先安排展示逝者尊严与亲情依恋，诗化死亡的活动。医疗项目仅仅可作为辅助手段，适当用一些止痛、止吐、平喘的药物，保持生命指征的相对平稳与无痛苦状态，直至生命的停摆。

要翻转急救过程中的主次、忙闲关系，最核心、最揪心、最痛心的人莫过于急救室里的医生与护士。此事关涉医者的尊严与价值，也牵系着他们的情感跌宕，没有足够的反思精神和无畏的职业勇气，没有医生与护士会否定临床行为的价值，也不会承认自己是"闲人"。深陷技术主义泥沼的人们有1 000条理由为自己辩护，诸如医者救死扶伤的天职；百分之一的希望，百分之百的努力；永不言弃等。积极抢救原则指导下的心肺复苏是本分，尊重患者意愿的不选择积极抢救才是大逆不道。认定一切死亡都是病魔作乱的非正常死亡，都有抢救的空间，都应该借助技术的力量予以抵抗和阻断。再也没有圆寂，没有寿终正寝，唯有高技术抗争。救过来，皆大欢喜，救治失败，无限遗憾，人财两空的局面更是无法接纳与平衡，于是便归罪于医生的误治、医院的失职、医学的无能；或者造就了技术支持下生存的植物人状态，欲生不能，欲死不甘，家人与社会投入巨大，生命质量与尊严低下。

从"白大褂"开始

因此，救助观、生死观的校正与更新还必须从"白大褂"开始。唯有当急救室里躺着的是自己的亲属，或者自己徘徊在奈何桥边，救治观、生死观才会有转圜的机遇。此时，医者会开启情感的闸门，极度悲伤，虽然悲情视亲情程度而变，但程度会大于病人的死亡。其次，会十分内疚，身为医生无法救疗亲人（自我），陷入深深的自责，心理、行为会十分矛盾，在临终处置上陷入两难，究竟是积极救助还是无谓救助，是减轻痛苦还是增加痛苦，难以分辨，最后会遗憾，一旦无力回天，便亲情割裂，无缘再见。也会反省，责备自己的行为是否存在失误、不周，不果断，平时里用于他者的刚性诊疗方案常常会变得柔软起来，甚至瞻前顾后、犹豫不决。医疗目的与境遇的重新思考与排序，应该更关注无痛苦、无牵挂、无遗憾，有尊严、有灵性的治疗与别离。

无疑，但凡置身于急救室，箭在弦上，蓄势待发，医护就会陷入过度医疗与医疗不足的两难推理的困境之中，无法准确把握。会感叹治病容易医人难，疗身容易疗灵难。随着阅历的增加，会逐步认识到面对终末期患者，照顾比治疗更重要，陪伴比救治更重要。面对生死困局，仅有技术是不够的，仅有爱也是不够的，要帮助患者建构新的自我，坦然、豁达地接纳痛苦与死亡。医学总是在无限危机与有限治疗，生之诱惑与死之宿命，生命（神圣）无价与医疗有价之间荡秋千。俗话说得好，道高一尺，魔高一丈，英勇的医者不必像战士一样战斗到最后一颗子弹，而要像将军一样，既要与死神决战，也要与死神讲和。

与 死 神 讲 和

与死神讲和的过程并非消极地等待死亡，而是积极地去缔结爱的遗产。1937 年，在笛卡儿纪念会上，法国哲学家马塞尔提出"亲人死亡"具有类型意义，认为亲人生命在死亡之后仍能感受的理念。"亲人之死"是一个参与"我的生命"、塑造"我的历史"的仪式。死亡不能同爱的奥秘分开。亲人不死，不是一种幻觉，而是一份割不断的情缘和依恋。马塞尔的观点不是亲人死，而是他们死后既非永眠，也非虚无，由于亲人与自己的情感经验仍然可以在逝者与生者之间发生深厚的链接，两者之间依然有一份绵延"你和我"的存在关系，这就是爱延续亲情的理由。哈佛大学校长福斯特认为爱能让死者复活。死亡是一种特殊的人生经历，生命的终结并不意味着死者从幸存者的世界中彻底地消失，死者会以一种特殊的方式，进入生者的记忆之中，延续自己的存在，左右生者的未来。恰恰是因为生者的需要，亡灵常常能够穿越生死的界限。生者为了有意义地生存，需要通过爱的遗产来构建对死者的记忆，让死者复活，继续与生者对话。《死后的世界》的作者穆迪发现在临终陪伴者中，经常会出现一种"移情性临终觉知"，当心爱的人去世时，常常会感觉到他们的身体往上飘，陪伴者和他们心爱的人儿一起去迎向美丽、慈爱的光，也能看到已经逝去的亲人前来迎候新逝的人。这一发现对通行的临终技术救助过程中隔离亲属制度安排提出了挑战，应该鼓励逝者的亲属参与最后时光的陪伴，移情性临终觉知有助于他们走出哀恸，将这份亦真亦幻的觉知作为缔结爱的遗产的语境烘托。

缔结爱的遗产

什么是爱的遗产？如何缔结？缔结爱的遗产，是一项发生在病榻边，针对临终患者，丰富道别情境的人文关怀活动或行为艺术，由医护人员发起，并得到患方家属的积极响应与参与，在医院场景中共同完成。爱的遗产是法律意义上遗嘱的延伸表达，无论对于逝者，还是生者，都有更丰富的遗愿表达，不局限于遗产分配。是生前预嘱中我的"5个愿望"中第5个愿望（希望谁与我共处）的具体化，爱的遗产可能也包含非正式的表达，赠送象征性、隐喻性的个人器物，以及某种不可言喻的精神意象，爱，依恋，希冀，释怀，激励。

当然，活动开展的必要前提是有情深意浓的家庭关系，渴望亲情跨越时空流淌与延续；逝者与生者之间必须是有情有义，有恩有爱，而非薄情寡义，恩断情绝；其家庭中有注重精神交流的人格特质，希望以信物方式缔结精神纽带。大家都希望走出世俗的物质关系，抵达神圣与崇高的生命境遇。

爱的遗产发布与表达非常需要仪式感，培育神圣与悲悯，这样才能将库布克·罗斯的"死亡五步"踉跄（消极应对）化作大步跨越（积极创造）。操作中还需要有道爱的训练，解决"心中有爱口难开"的语塞，以及"千言万语"不知凝练的辞乱；也需要道情的操练，学习将死亡的降临转为爱的降临；开启道别的丰富性，品味苦别离的滋味，离有愁，别有怨，情难断，意难消，生活中别离折柳相送盼重逢，叹喟生死别离，期待在天国重逢。道歉更需要语言的委婉性及隐喻，如该请假了，该回家了，该上路了，该出发了！

哪些节目属于爱的遗产？首先是亲情时光共度的映像记录、老证件、老照片（铭记一份特别的记忆）。精彩的人生故事包含着人生的彻悟与慧根，成就亲情关系的升华与圆满，解开藏在心底的疙瘩。还有作为人生知音的特别叮咛与感悟的书信、明信片，意味深长的临别忠告是剪不断的纽带，比金钱更重要。以及浸透生命体验的人生信条，独自创作的格言、箴言。尤其是老器物，包括贴身、喜爱之品，传家的古物、旧物，有体温的贴身饰物，器物即信物。总之，一切烙上强烈个人情感印记的物件，如图片、图书、音乐、影片，都是不可复制的，个性化的遗产。

此时，医者、病人、家属都有一份共识，死亡并不是虚无，而是另一种新的存在，精神、价值犹存，我们应该也必须把握爱的窗口，去道爱—道别—道歉—道情，尽可能杜绝不辞而别的遗憾，化解不欢而散的心结。尤其需要大胆创新，世界上没有完美的遗言，也没有固定模式，真诚就好。

研究篇

壮族医学"三道两路"
核心理论的建构

李慧敏* 刘 兵** 章梅芳***

三道两路是壮族医学理论体系中的核心理论，其建构过程受到社会文化多方面因素的影响，是壮医研究者对壮族民间医药经验说法进行选择、提炼、整合的结果。通过分析其确立过程，我们发现相关研究者排除了"鬼神–巫医"解释而选取"三道两路"概念，如此既符合现代医学理论的要求，又兼顾自身的独特性以及与中医、西医理论的相通性，最后被成功纳入国家认可的民族医学体系，体现出壮医研究者独特的建构策略。

通过对地方性和民间性的医学知识体系和手段的发掘，建立一种对传统医学梳理和借鉴的范式，是本文对人文医学的理论贡献。以此为据，可以逐步拓展到对我国藏医、蒙医、回医等尚未被系统研究的医学领域。

问 题 的 提 出

各个民族医学的身体理论，彼此间有着较大的差异，其形成过程

---

* 李慧敏：北京科技大学科技史与文化遗产研究院
** 刘兵：清华大学科技与社会研究所
*** 章梅芳：北京科技大学科技史与文化遗产研究院

多不可考，但壮族医学却是一个例外。壮族医学是我国缺乏规范通行文字记载的民族医药中，"第一个通过整理形成比较完备的理论体系，进入国家医师考试资格系列，具有医疗、保健、教育、科研、文化、产业体系等的民族医药"。这是一个现代意义上的医学定义，就该层面而言，通过发掘整理而成的、国家认可的标准壮族医学仅有 30 多年的历史。历史上缺乏壮族医药文字记载，可考据资料很少，所幸早期发掘整理壮医药的专家、医药工作者至今仍孜孜不倦地从事壮医药研究，这为我们提供一个非常好的机会，便于我们追访当时参与发掘整理工作的主要研制人员，了解具体情况，并获取翔实的资料。

早前有少数学者对壮医药知识的形成、内容做过研究。赖立里和冯珠娣从知识人类学角度讨论发掘整理壮医药过程中所生产的规范性知识与落在规范化之外的医疗实践，以及两者之间相互交错互为生产（再生知识）的关系。在对教科书中正规知识的生产过程的部分阐述中，他们认为壮医理论是"学者们在了解理论与实践、哲学与常识的区别的基础上，对于各种流行的医疗实践，包括宗教、中医、西方科学、流行的说法和习俗等的总结"[1]。然而，所谓规范性知识中的核心概念是如何具体形成，以怎样的范式作为标准，相关研究还很不够，这恰恰是本文想要关注的要点。这样的研究，可以为人们理解一种医学理论的形成方式提供一个现实的样本。

"三道两路"，指谷道气道水道、龙路火路。它是壮族医学理论体系中比较独特的概念及核心理论，也是壮医的病理生理观。根据前人的研究文献来看，黄汉儒首先明确提出"三道""两路"概念[2]，王柏灿在此基础上探讨"三道""两路"学说在壮医学术体系中的具体运用情

［1］ 赖立里，冯珠娣 . 规范知识与再造知识——以壮族医药的发掘整理为例 . 开放时代，2013，（1）：200-210.
［2］ 黄汉儒 . 壮医理论体系概述 . 中国中医基础医学杂志，1996，（6）：3-7.

况[1]，同时，他与吴小红将该学说作为一种病理观纳入壮医理论框架，并作为壮医理论体系的核心内容[2]，而宋宁则具体探究道路理论在临床实践中的应用并指出该理论是壮医理论体系的核心[3]。除此之外，还有学者专门辨析三道两路理论，认为道路论是壮医学理论的特色内容[4]，也有学者将壮医三道两路理论与中医的经络等理论进行比较，认为壮医学的道路理论与中医学的经络、三焦、气街、四海等论说有相通之处[5]。三道两路学说作为壮医理论的核心之一，相关研究注重说明其内涵、地位与指导性等，但很少有人关注到这一理论核心本身的提出和取得核心地位的具体历史过程。

基于这样的背景，本文以壮医理论中的"三道两路"核心学说为考察对象，展示以黄汉儒教授为首的壮医药研究团队提炼、总结和确立壮医理论内核的过程，具体探讨"三道""两路"说法通过何种方式、什么参照标准被联系在一起并构成理论核心，以及与中、西医学理论相比较具有何种关联等问题。

"三道两路"理论的建构背景

壮医民间的"鬼神－巫医"解释

在中国的传统民族医药历史中，壮族医药一直占有重要地位。壮族医药不仅在历史上对本民族的健康发挥积极作用，至今也是壮族地区人民群众赖以防病治病的有效手段之一。一直延续到自治区成立，

［1］王柏灿.浅谈壮医"三道"、"二路"学说的具体运用.中国民族医药杂志，1997，（3）：3-4.
［2］王柏灿，吴小红.壮医理论文献发掘整理研究概况.中国民族医药杂志，1997，（S1）：1-2.
［3］宋宁.壮医道路理论初探.中国中医基础医学杂志，2011，17（5）：490-492.
［4］唐汉庆，黄岑汉，赵玉峰，等.壮医"三道两路"理论的辨析及应用.中华中医药杂志，2015，30（12）：4236-4239.
［5］唐汉庆，李克明，郑建宇，等.壮医学与中医学关于"道路"学术内涵的比较.医学与哲学（A），2015，36（8）：88-89+93.

广西由于地处偏僻的南方，经济、思想观念较落后，乡间的鬼神信仰居多，民间巫医相当普遍。

巫文化的核心是信仰鬼神，而鬼神信仰对壮族医药有着重要的影响。汉人流官书写的文本中不乏对岭南地区风土民情的描述：病不服药，惟事祭鬼，或信巫鬼，重淫祀，从古然也。地方志有壮族地区巫医合一、巫医治病的记录，如《宜山县志》中写道："僮人有病，多问神，神巫曰法童，又曰马奴。病者以禾一束，并鸡酒香木者至其家，神巫祷祝罢即身发寒噤，伏地，以口食禾，复坐于神座前，言病状及某鬼为祟，归祭，亦有愈者。故獞人信之。"[1] 这里记述了壮族巫者给百姓看病、治病的过程，巫医认为生病是因为某个鬼在人的身体里作祟。壮族民间常常存在巫医并存的情况，虽以巫医形式出现却确有疗效。刘锡蕃在《岭表纪蛮·杂述》中描述他曾目睹的一个治病过程："予尝见一患者，延僮老治疾，其人至，病家以雄鸡、毫印、水、米、诸事陈于堂。术者先取银纳袋中，脱草屦于地，取水念咒，喷患处，操刀割之，脓血迸流，而病者毫无痛苦。脓尽，敷以药即愈。"[2] 这里记载了历史上民间壮医用念咒驱病的同时也涉及药的使用。"病医用医药，而多信巫鬼，丧未用僧道，而多召巫师，此则明知其不合，而养生送死聊以自尽者"[3]。由此可见，历史上壮族民间医生给老百姓看病的形式多是巫医结合，疾病与鬼神有着密切联系。壮族民间的鬼神-巫医之说历来存在，绝大多数老百姓愿意相信巫医确实能够治好病。

甚至更晚近些，民间壮医用传统的鬼神说法来解释疾病的现象仍相当普遍。1986—1992 年，壮医研究团队曾对广西的 71 个县市进行深度民间调查，发现有 1/3 的民间医生的治病形式、过程包含着鬼神

[1] 王柏灿.历代壮族医药史料荟萃.南宁：广西民族出版社，2006：39.
[2] 黄汉儒，黄景贤，殷昭红.壮族医学史.南宁：广西科技出版社，1998：447.
[3] 王柏灿.历代壮族医药史料荟萃.南宁：广西民族出版社，2006：20.

信仰因素。壮医研究团队的领导者黄汉儒说："壮族地区的巫医是比较盛行的，到现在为止还是有人信，认为是某个鬼神作祟，让人这里不通那里不通。虽然这些都是虚无缥缈的东西，却不能完全否定它的作用，我们认为可以作为一种精神治疗的方法，而不能作为一种理论来看待。"[1]团队中其他成员也认为巫医治疗之所以有一定的疗效，最大的作用是心理方面，"有些老太婆念个咒语什么的，这种情况是有的，她可能懂得一点用药知识，究竟是什么起作用呢。她（念咒语，说鬼神）应该是起到心理作用。以前在农村，这种现象还是比较普遍的"[2]。"历史上，巫医是存在的，是医药存在的一种模式。巫这个东西可以归为心理医学。做心理疗法的时候，会先给你喷一口水，然后再做法术"[3]。他们承认鬼神说法在民间壮医实践中普遍存在，也承认鬼神信仰对人的心理、精神起到安慰作用。鬼神观念之于民间医生运用，归根结底是医生通过想象试图解决患者与疾病关系问题的途径。我们曾访问一位民间医药实践者，他说道："比如说你得病，有很多人去医院治不好的，回来之后就祭拜祖先。我爸爸是一名老壮医，他擅长治疗蛇伤，认为是鬼神引起的，蛇不会无缘无故地咬你，是鬼神在作祟。在基层，70%～80%的群众会找仙婆看病，可能不一定要做法事，但是仙婆会告诉你去找哪个医生。"[4]可见，在民间壮医实践中，不管是过去还是现在，民间医生利用鬼神说法来给群众解释引起人体疾病原因的现象比较常见。

壮医药发掘整理工作始于20世纪80年代，处于国家鼓励、支持民族医药发展的大背景下，宪法、民族区域自治法均对现代医药发展

---

[1] 源自2017年7月3日在广西壮医医院黄汉儒工作室对黄汉儒的访谈记录，访谈人为刘兵、李慧敏。
[2] 源自2017年7月6日在广西利泰国际大酒店包厢里对黄景贤的访谈记录，访谈人为刘兵、李慧敏。
[3] 源自2017年7月5日在广西壮医医院门诊楼4楼会议室对王柏灿的访谈记录，访谈人为刘兵、李慧敏。
[4] 源自2017年7月3日在黄世杰的车内对黄世杰的访谈记录，访谈人为刘兵。

和传统医药做出了明确规定。发展现代医药，需要利用现代的科学理论与方法进行指导，壮医研究团队必然以符合标准意识形态为前提开展工作。按照这样的理解，民间壮医利用鬼神之说解释病事，自然不符合唯物主义的立场。

事实上，壮医研究团队也正是秉承这样的观念，将鬼神之说置于理论范畴之外。黄汉儒说："身体上哪些地方疼痛，就是挨哪个鬼作祟，我们不能将这些东西作为理论，要排除出去。"[1]团队成员黄景贤与其观点一致，"纯粹的巫医是没有的，一点医学都不懂的，我们就不把它归纳进来的"[2]。因为"鬼神是找不到物质基础的，它是在大脑中形成的一种认识，是不符合逻辑的。你说哪里痛就是挨鬼打了，哪里做错了就是挨祖宗骂了，等等，这些是不能成为理论的，一般人也不会认为它能成为理论，更不用说我们了"[3]。

国家现代医药事业要求医学具有科学性。黄汉儒等人要建构一个具有现代意义的壮医理论体系，势必要将壮医理论知识放在现代医学的背景中进行考量。因此，"鬼神-巫医"之说尽管在现实中比较普遍地存在，但显然与唯物和科学的标准相左，不可能被收纳理论体系之中。

"三道""两路"

除了上述说法之外，黄汉儒团队在实际调研中也发现了"三道""两路"的应用。"三道"和"两路"在壮医药相关的历史文献中未曾出现，可以说，这是源于民间的比较直观、具体的表述。

根据黄汉儒的回忆，"'两路'的说法是由大新县的老壮医陆爱莲

---

[1] 源自2017年7月3日在广西壮医医院黄汉儒工作室对黄汉儒的访谈记录，访谈人为刘兵、李慧敏。
[2] 源自2017年7月6日在广西利泰国际大酒店包厢里对黄景贤的访谈记录，访谈人为刘兵、李慧敏。
[3] 源自2017年7月3日在广西壮医医院黄汉儒工作室对黄汉儒的访谈记录，访谈人为刘兵、李慧敏。

提出的。当时听说她经验非常丰富，连国外医不好的病人都跑到她那里去医治，玉林医不好的病人也跑到她那里去，我们就疑惑，为什么会有这么多人来找她治病"[1]。陆爱莲的正骨之术受于其丈夫的父亲[2]，其对骨伤有比较独特的解释，"受伤了就是龙路火路受堵了，有淤血在龙路火路上堵塞，所以路不通"[3]。其他地区也有类似的说法，但与陆氏说法相比显得不那么完整，黄汉儒说："有的地方有龙路没火路，有些地方有火路没龙路，只有'一路'的说法。我做的工作就是把它们集中起来，就变得完整了……真正讲龙路火路说法的不足 10 个县。少是少，但是具有先进性。"[4]黄景贤、容小翔曾直接参与德保民族医药调研，发现德保的一些地方也有龙路火路的说法，"但不是很完整，也不是说整个壮族地区都用这套理论，可能就是德保或者某些地方用的"[5]。由此可见，龙路火路说法在全区内并非普遍，陆氏说法只是针对骨伤的简单而直观的说明，概念模糊、不完整，言者未能尽其说。

　　团队的成员绝大部分接受过中医的专业训练，他们能够很好地识别民间医生治疗经验、方法与中医的相关度。也就是说，他们的调研行动潜藏着中医思维。中医学素来强调"不通则痛""通则不痛"，认为疾病是由于道路气血运行障碍、阻滞不通而引起的，与民间壮医所提及的"两路"恰有相似之处。陆氏的解释模式，一定程度上符合人们的中医思维，然而无法详尽关于龙路火路在人体内究竟如何运行、作用的机理，并且该说法局限于骨科解释范围，停留于对现象的直观描述，因而缺乏更高层次的理论提升。

[1] 源自 2017 年 7 月 3 日在广西壮医医院黄汉儒工作室对黄汉儒的访谈记录，访谈人为刘兵、李慧敏。
[2] 陆爱莲是广西大新县宝圩乡谨汤村祖传驳骨壮族医师黄生前的儿媳妇。有关黄生前的情况，参见童健飞．大新县志．上海：上海古籍出版社，1989：223.http://lib.gxdqw.com/view-c50-223.html. 访问日期：2017 年 8 月 5 日。
[3] 源自 2017 年 7 月 3 日在广西壮医医院黄汉儒工作室对黄汉儒的访谈记录，访谈人为刘兵、李慧敏。
[4] 源自 2017 年 7 月 3 日在广西壮医医院黄汉儒工作室对黄汉儒的访谈记录，访谈人为刘兵、李慧敏。
[5] 源自 2017 年 7 月 6 日在广西利泰国际大酒店包厢里对黄景贤的访谈记录，访谈人为刘兵、李慧敏。

至于"三道",是壮族民间对于引起人体不适现象比较直观、朴素的一种说法,民间也并不多见。简言之,"吃饭就是谷道,呼吸就是气道,小便就是水道"[1]。壮语称谷道、气道、水道为"条根埃""条啰嘿""条啰林",意思是吃饭的通道、气的通道、水的通道。显然,民间关于谷道气道水道的认识与人体中某些器官功能具有某种联系。"三道"说法缺乏文献方面的记载,根据对壮医研究成员的访谈,他们其实既不清楚"三道"的起源,也不能细数民间壮医明确使用此说法的具体情况。三道是壮医团队根据他们的理解所定义的归纳性概念。黄汉儒解释道:"湿气重,就要利湿,水道能利尿,壮医的药如车钱草都是利湿的,这些就是对水道的认识了。谷道,我们天天吃饭,可能会打嗝、呕吐、拉肚子,都跟这条道有关,所以凡是这一类的病都归到谷道病中。气道病,表现为咳嗽、气喘、吐痰。"[2]该说法基于物质实体解释人的生理、病机,某种程度来说,似乎更符合现代西医的解释逻辑,这为壮医研究团队提供了一个理论设想的可能。对于它的成形,基本上被认为是团队后期整理的结果。

"三道""两路"理论的建构与确立

糅合:三道两路概念的归纳和提升

当今中国医学社会呈现出西医与中医以及其他民族医学并存的特征,其中,西医和中医是最主要的两支力量。西医是以近代科学理论为基础,还原论、系统论为核心的现代医学体系,中医则是以阴阳五行的整体观为基础,脏腑、经络等学说为核心的传统医学体

---

[1] 源自2017年7月3日在广西壮医医院黄汉儒工作室对黄汉儒的访谈记录,访谈人为刘兵、李慧敏。
[2] 源自2017年7月3日在广西壮医医院黄汉儒工作室对黄汉儒的访谈记录,访谈人为刘兵、李慧敏。

系，两种不同医学导向不同主流的理论模式。壮族医学就是在西医和中医这两支强大医学力量中发展起来的，面对如此形势，壮医研究团队想要构建出一套拥有话语权的壮医知识体系，不可避免地游走于两者之间。

"两路"理论最早用于解释骨伤。陆氏认为疼痛或受伤的原因是人的龙路火路上有淤血，只要处理掉淤积的血块、理通龙路火路，就能治好病。按照原有理解，这是两条与血液流动相关联的通路，而经络系统是运行气血、沟通人体内外的通路。对于具有中医理论背景的壮医研究者来说，不难发现，该源于民间壮医的独特说法与中医所说的经络实有相似之处，龙路火路、经络不通是引起疾病的原因，"两路"大致符合中医经络的整体思维。壮医团队以经络学说为参照，对龙路火路的概念进行提炼并作为壮医的核心理论概念，这实际上是试图使壮医理论在以中医为主体的民族医学界获得认可的策略之一。

然而，当时龙路、火路的概念仍然十分模糊，解释范畴相对狭窄。黄汉儒吸收经络学说的内容，明确定义概念，"龙路与火路是壮医对人体内虽未直接与大自然相通，但却是维持人体生机和反映疾病动态的两条极为重要的内封闭通路的命名。壮族传统认为龙是制水的，龙路在人体内即是血液的通道（故有些壮医又称之为血脉、龙脉），其功能主要是为内脏骨肉输送营养。龙路有干线，有网络，遍布全身，循环往来，其中枢在心脏。火为触发之物，其性迅速（'火速'之谓），感之灼热。壮医认为火路在人体内为传感之道，用现代语言来说也可称'信息通道'。其中枢在'巧坞'（大脑）。火路同龙路一样，有干线及网络，遍布全身，使正常人体能在极短的时间内，感受外界的各种信息和刺激，并经中枢'巧坞'的处理，迅速做出反应，以此来适应外界的各种变化，实现'三气同步'的生理平衡。火路阻断，则人体失去对外界信息的反应、适应能力，诱发疾病甚至死亡"[1]。他说："两路，唯一有壮医讲，没有其他医生讲龙路和火路。我们认为她提出的这个概念符合我们对疾病的认识，中医西医都能接受……气和血滋养大脑。龙路火路贯穿到大脑里面，当气血不足的时候，可能就会引起精神症状了。龙路火路全身贯穿，所有地方都有。"[2]

从中，我们可以发现两个特点：一是龙路、火路如经络般遍布人体全身，以整体的观念解释正常机体的生命活动和疾病动态；二是龙路、火路的功能落实到人体内部具体器官。与中医理论相比，壮医的两路说法显得更直观、具体。因此，壮医研究团队并没有完全照搬照抄经络学说那一整套模式，而是在理解生理功能的基础上，结合民间称法，加入西医系统论、还原论解释。这也是壮医的特色之处。

"三道"理论表现出同样的构建策略。"三道"说法最初的定义也十分含糊，且内涵不清晰。将民间朴素的生理认识用于对整个人体生理病理的解释，显然远远不够。壮医研究者进一步提升"三道"的思路是这样的，"壮族是我国最早种植水稻的民族之一。知道五谷察天地之气以生长，赖天地之气以收藏，得天地之气以滋养人体。其进入人体得以消化吸收之通道称为'谷道'，主要是指食道和胃肠。其化生的枢纽脏腑在肝胆胰。水为生命之源，人体有水道进水出水，与大自然发生最直接、最密切的联系。水道与谷道同源而分流，在吸取水谷精微营养物质后，谷道排出粪便，水道主要排汗和尿。水道的调节枢纽为肾与膀胱。气道是人体与大自然之气相互交换的通道，进出于口鼻，其交换枢纽脏腑为肺。三道畅通，调节有

［1］ 黄汉儒.壮医理论体系概述.中国中医基础医学杂志，1996，（6）：3-7.
［2］ 源自2017年7月3日在广西壮医医院黄汉儒工作室对黄汉儒的访谈记录，访谈人为刘兵、李慧敏.

度，人体之气就能与天地之气保持同步协调平衡，即健康状态。三道阻塞或调节失度，则三气不能同步而疾病丛生"[1]。团队成员谈及该说法的来历时，容小翔坦言："三道其实是从中医里面来的，变换了一种说法。"[2]王柏灿也举例说明了两者的相似性，"比如谷道，其实在中医里面说的是脾胃"[3]。

我们可以发现，"三道"概念的确定实际上采取了与确立"两路"概念同样的方式，一方面从天地人的整体观出发，解释谷道、气道、水道在人体内部生理、病理方面的作用，另一方面则从现代医学层面规定每条通道所指向的人体器官。如谷道原指消化稻谷的通道，在新的叙述中将其对应为西医所指的消化系统，并以食道和肠胃为载体。类似地，气道原指气体通过口鼻进入到体内的通道，而后发展为人的整个呼吸系统，以肺和气管为载体；水道对应泌尿系统，以肾脏和膀胱为载体[4]。中医的脏腑并非现代西医意义上的脏器名称，但包含生理解剖学中脏器，如消化系统、呼吸系统、泌尿系统等的某些生理功能。在这种意义上，"三道"似乎可以更为直观、具体，但又稍显粗略地反映中医脏腑所具有的功能，与西医、中医均无相互之间的直接矛盾，反而形成一种和谐态。

后来，王柏灿对其老师黄汉儒提出的"三道""两路"概念进行更具体的论述，他认为"三道""两路"具有说明人体解剖结构、说明人体生理功能和人体病理变化、疾病诊断、指导壮医治则确立和壮医临床治疗6个方面的重要作用，该说法来自民间壮医实践，上升至理论

[1] 黄汉儒. 壮医理论体系概述. 中国中医基础医学杂志，1996，（6）：3-7.
[2] 源自2017年7月5日在广西壮医医院《民族医药报》编辑处对容小翔的访谈记录，访谈人为刘兵、李慧敏。
[3] 源自2017年7月5日在广西壮医医院《民族医药报》编辑处对容小翔的访谈记录，访谈人为刘兵、李慧敏。
[4] 唐汉庆，李克明，郑建宇，等. 壮医学与中医学关于"道路"学术内涵的比较. 医学与哲学，2015，36（8）：88-89+93.

之后又能回归指导临床实践，并指出，"中医是以脏腑经络学说作为理论核心，而壮医理论则以'三道两路'学说作为核心内容，这是壮医与中医的一个很大的不同点"[1]。

民间壮医主要依靠长期积累的医疗经验，用一方草药医治，症状消失、功能恢复，方为治愈，讲究实际疗效。以现代科学理论为依据的西医同样重视疗效，不同的是，其最大特点为利用精确的实验数据进行说明。壮医要想经得住现代医学的检验，还需将壮医置于科学视野中考虑。例如，有学者曾运用耗散结构理论与方法分析"人天地三气同步"，论述壮族医学与耗散结构理论的关系，旨在说明壮医的科学性[2]，这表明壮医研究者在试图用科学的理论分析壮医理论，为壮医披上科学外衣。

除了理论上的科学性探究，壮医团队还进行医学实验。如分别通过特定穴位的点灸现象观察，证明药线点灸疗法具有改善消化功能[3]、调节神经内分泌免疫网络[4]、提高机体免疫力功能的作用等[5]；壮医药物竹筒拔罐疗法有改善微循环[6]、改变血液流变学状况[7]、调节人体免疫功能的作用[8]；壮医穴位刺血疗法治疗变应性鼻炎的疗效机理，与其改善鼻黏膜炎介质细胞介导的反应和改善鼻黏膜病理形态学有关[9]。这些结果表明壮医特色疗法确实与西医所讲

[1] 王柏灿.浅谈壮医"三道"、"二路"学说的具体运用.中国民族医药杂志，1997，(3)：3-4.
[2] 关永前，何子强.试谈壮族医学与耗散结构理论.中国民族民间医药杂志，1996，(3)：5-7.
[3] 何子强.壮医药线点灸疗法研究现状述评.中国民族医药杂志，1996，(2)：45-47.
[4] 王坤，周利元，农高惠，等.壮医药线点灸对家兔免疫功能的影响.广西中医药，1991，(1)：46.
[5] 黄瑾明，钟以林，李善忠.壮医药线点灸对小白鼠腹腔巨噬细胞吞噬鸡红细胞功能的影响.广西中医药，1991，(1)：43-45.
[6] 陈秀珍，韦金育，岑利族，等.壮医药罐疗法治疗痹病的临床研究.中国民族医药杂志，1995，(1)：25-27.
[7] 韦金育，吕琳，陈秀珍，等.壮医药罐疗法治疗痹证前后血液流变学的比较.辽宁中医杂志，1995，(6)：244.
[8] 陈秀珍，吕琳，韦金育，等.壮医药罐疗法对痹症患者免疫功能的影响.中国民族医药杂志，1996，(3)：15-16.
[9] 陈永红，吕琳，韦金育，等.穴位刺血对实验性变应性鼻炎鼻分泌物的影响.辽宁中医杂志，1999，(3)：27-29.

的人体生理系统具有密切关系。团队将实验研究的成果作为壮医理论体系成果鉴定的内容，证明壮医疗法确有疗效，同时也为壮医理论提供依据。

壮医研究团队的成员不仅接受过中医专业训练，而且系统学习过西医理论。他们的文章论述显然会以西医知识为理论依据，以人体生理系统结构为焦点，对民间"三道两路"病理描述进行考察，并对"三道两路"说法的内容、功能实施调整。这实际是从理论和临床的角度为过去"三道两路"说法的内容扩充提供依据。壮医团队借用西医理论解释，通过现代实验方式获得精确的实验数据加以论证，究其实质是试图赋予"三道两路"说法科学特质。

总之，传统的"三道两路"说法在壮医研究团队的共同塑造下发生了内容上的转变，基本上取得同行一致意见。无论是在传统中医主导的"宏观"思维模式中，还是在现代西医主导的"微观""科学"语境下，经过凝练提升之后的"三道"和"两路"概念都能给予合理而恰当的说明，"三道两路"在官方话语中获得全新的形象。

确立"三道两路"壮医理论的内核

"三道两路"作为壮医理论体系的生理病理观内容以文本形式首现于1996年黄汉儒撰写的《壮医理论体系概述》一文。在这篇文章正式见刊于权威刊物《中国中医基础医学杂志》之前，黄汉儒已将其通过报告演讲的方式向医学界展示，引起医学界的关注。

一个新医学理论体系的出现，难免遭遇不同医学的追问，恰当的讨论是促进理论发展的重要过程。在现行的评价机制中，一套理论得到认可的关键是取得同行评议的肯定。黄汉儒也说："文章发表之后，还要经过社会的承认，所以一直到2002年国家才对壮医理论进行了鉴定。在鉴定之前还专门开了壮医研讨会，对于壮医的讨论，争议的焦点是与中医的不同。"[1]黄汉儒认为，"中医太繁杂……中医本身存在疑问，西医的疑问就更多了。但是我们壮医在中医繁杂的基础上，更加提纲挈领地总结出来。'三道'是比较直观，但是中医的经络就是看不到。'两路'可以从解剖学上看，神经就是火路，血管、淋巴管就是龙路。我们也请中医、西医的专家来鉴定，后来西医认为这样的壮医理论更容易指导临床，更容易为广大医生掌握"[2]。其弟子王柏灿也参加了壮医研讨会议，他回忆道："会议争议的主要内容是壮医和中医有什么区别。"[3]结果会议基本上就壮医理论问题取得一致的认识，这意味着壮医理论得到医学界尤其是民族医学界的承认。

另外，壮医研究团队专门邀请来自中医、中西医结合、蒙医、傣医等医学领域的专家共同参与壮医理论体系的鉴定[4]，鉴定内容包括：研究内容的科学性、先进性、实用性；研究的广度和深度；数据的准确性、可信性及结论推断的可靠性；与同类研究比较，本研究达到何种先进水平；评定成果的学术价值及民族医学学科发展的促进作用。鉴定委员会主任委员蔡景峰以及副主任委员李经纬根据这5个方面一一评述，正式表明"壮医的阴阳为本、三气同步、脏腑气血、三道两路、毒虚致病学说和调气解毒补虚治疗原则确定，壮医的理论体系基本形成"[5]。"三道两路"作为壮医基础理论被确定下来，逐渐作为范式在壮医研究领域运用。

此后，除了继承黄汉儒壮医学术思想的学生之外，行内学者、医师从事壮医研究所著书籍、文章均采用此种写作范式，将"三道两路"

[1] 源自2017年7月3日在广西壮医医院黄汉儒工作室对黄汉儒的访谈记录，访谈人为刘兵、李慧敏。
[2] 源自2017年7月3日在广西壮医医院黄汉儒工作室对黄汉儒的访谈记录，访谈人为刘兵、李慧敏。
[3] 源自2017年7月5日在广西壮医医院门诊楼4楼会议室对王柏灿的访谈记录，访谈人为刘兵、李慧敏。
[4] 2002年2月2日，由广西民族医药研究所完成的"壮医理论的发掘整理与临床实验研究"科研课题在南宁通过专家鉴定。有关该科研成果的鉴定材料，均由黄汉儒于2017年5月9日提供。
[5] 资料来源于黄汉儒提供的科研成果鉴定材料"鉴定意见"部分的内容。

的生理病理观作为疗法的理论基础，如壮医药物竹罐拔罐疗法根据"三道两路"循行部位取母穴祛散结点毒邪[1]；壮医药线点灸疗法为调节畅通"三道两路"而取穴点灸等[2]。

壮医专业现已被纳入国家教育体系，壮医本科专业教育的基本教材、考试内容均根据现有壮医知识体系制定。如《壮医基础理论》规定"三道两路"理论的要点[3]："三道、两路论：（一）三道论。三道的概念：谷道、气道、水道；（二）两路论。龙路、火路；（三）三道、两路理论在壮医学中的应用。"又如，壮医执业医师资格考试培训教材的"壮族医学基础理论"部分，内容包括壮医天人自然观，壮医学的生理病理观（壮医对脏腑气血骨肉的认识，壮医对谷道、水道、气道的认识，壮医对龙路、火路的认识，壮医对生殖机能的认识，以及壮医对精神活动的认识），壮医学的病因病机论，壮医学的治疗原则，壮医学对疾病的预防[4]……

在现行的体制化的管理中，执业医师资格考试的性质是行业准入考试，是评价申请医师资格者是否具备从事医师工作所必需的专业知识与技能的考试。学院派壮医之外的壮医实践者想要合法从事壮医工作，需要通过壮医执业医师资格考试，获得壮医执业医师资格证。考试分为医学综合笔试和实践技能考试两部分。以 2013 年壮医执业医师笔试考试为例，考试内容包括壮医基础理论，其考试大纲规定了考试要点，要求掌握壮医理论重要的概念、内涵及其应用，这里要求的理论，即前面所说的以"三道两路"为核心，再加上其他一些由研究团队总结出来的壮医理论。

---

[1] 曾振东，吕琳.壮医药物竹筒拔罐疗法技术操作规范与应用研究.南宁：广西科学技术出版社，2007：22.
[2] 吕琳.壮医药线点灸疗法技术操作规范与应用研究.南宁：广西科学技术出版社，2007：25.
[3] 叶庆莲.壮医基础理论.南宁：广西民族出版社，2006：目录.
[4] 资料来源于容小翔2017年5月5日提供的"壮医执业培训教材"（电子版）.

2013 年壮医执业医师笔试考试方案及内容[1]

类别	考试对象	考 试 科 目		
		壮医基础	壮医临床	现代诊疗技术及综合
壮医	具有规定学历执业医师	壮医基础理论、壮医诊断学、壮药学、壮医方剂学、中医基础理论、中药学、中医诊断学、中医方剂学	壮医内科学、壮医外（伤、皮）科学、壮医妇科学、壮医儿科学、壮医针灸学、中医内科学、针灸学	诊断学基础、传染病学、卫生法规
	师承和确有专长执业医师	壮医基础理论、壮医诊断学、壮药学、壮医方剂学、中医基础理论、中医诊断学、中药学、中医方剂学	壮医内科学、壮医外（伤、皮）科学、壮医妇科学、壮医儿科学、中医内科学、针灸学	诊断学基础、传染病学、卫生法规

2013 年壮医执业医师壮医基础理论考试大纲（师承与确有专长）[2]

序	细　目	要　　点
一	阴阳为本理论	1. 阴阳为本的概念 2. 阴阳为本的基本内涵 3. 阴阳为本的应用
二	三气同步理论	1. 三气同步的概念 2. 三气同步的基本内涵 3. 三气同步的应用
三	脏腑气血骨肉理论	壮医对脏腑气血骨肉的认识
四	谷道气道水道龙路火路理论	1. 壮医对谷道、气道、水道的认识 2. 壮医对龙路、火路的认识 3. 壮医对精神活动的认识

［1］　参见：新阳光教育 .2014 年执业医师考试报考指南 .http://cjcx.xygmed.com/bkzn/#listmark5. 访问日期：2017 年 8 月 6 日 .

［2］　参见：医学教育网 .2013 年壮医执业医师壮医基础理论考试大纲（师承与确有专长）.http://www.med66.com/new/201302/ly201302188751.shtml. 访问日期：2017 年 8 月 6 日 .

（续表）

序	细　目	要　点
五	壮医病因理论	1. 邪毒：痧毒、瘴毒、蛊毒、风毒、湿毒、痰、瘀、砂石中毒 2. 正虚：阴虚、阳虚、气虚、血虚 3. 其他：精神刺激、跌打外伤、虫蛇咬伤
六	壮医病机理论	1. 毒虚致病 2. 三气不同步 3. 阴阳失调 4. 气血失衡 5. 三道两路不畅
七	壮医治疗原则	1. 调气解毒补虚 2. 调理阴阳 3. 平衡气血 4. 调理精神 5. 调理三道两路
八	壮医预防理论	1. 未病先防的概念 2. 防病措施 3. 既病防变的概念 4. 防止疾病传变措施

　　"三道两路"学说在壮医著作、文章、教材、考试大纲中的文本呈现大同小异。从官方层面来说，学院派的壮医精英及其行业内人士已经接受这套理论，并将其作为壮医理论体系的核心。尽管他们所构建出来的这一套理论知识在民间并不一定被广泛理解，民间医生甚至未曾接触过，但那是另一种现实。

总　　结

　　壮医研究者构建"三道两路"理论时，以流传于壮族民间的少数医药经验说法为素材，选择接受那些被认为比较合理的、具有代表性的观点进行提炼、整合、提升，其选择的标准和策略受多种因素影响和制约。这样的建构过程与人们对一种医学理论的形成和确立过程的一般想象可能会有所不同。

一个独立的壮医理论能够得到承认和确立，既要有别于其他医学理论的独特性，又最好不与其他医学理论存在根本性的直接冲突。此外，意识形态等因素的限制不能不考虑。从以上论述可见，现代壮医理论同时满足这几个前提条件，并在这几者当中找到平衡点。

中医学说和西医理论与"三道两路"理论建构的关系问题，是一个很有意思的话题。壮医研究者在处理壮医与中医、西医理论关系的时候，在顾及理论自身独特性的前提下，令其理论表现出与中医和西医的某种"相通性"，或称为可理解性、无矛盾性。这确实是一种比较成功的建构策略。科学知识社会学研究者谢廷娜认为，"科学知识生产包括选择性、科学操作是决策负荷的"[1]。她把科学产品看成是制造过程的结果。"三道两路"理论虽不是通过实验室中观察分析得到的科学成果，但却是壮医研究者进行科学活动的结果，他们的决定和选择都体现在成果的内在结构当中。

科学知识社会学的社会建构论隐喻了科学研究的社会行动的人工性质。在"三道两路"理论的形成过程中，我们可以看到，壮医理论体系核心理论的形成并非逻辑自主发展的结果，既不是价值中立的，也不是传统理解般绝对客观的。壮医理论大厦可以说是社会建构的产物。

原载于武汉大学学报（人文科学版）第 70 卷第 6 期 2017 年 11 月

（有改动）

[1] Knorr Cetina K D，Mulkay M. Science Observed. Sage Publications Ltd, 1983: 117.

女性身体经验的医学化

——以经前期综合征为例

吴　苗* 　唐文佩**

20世纪70年代，"医学化"的研究框架逐渐成形，它指代一种过去不认为是疾病的身体经验或生命过程，被交由医务人员治疗的复杂过程。时至今日，不仅网络媒体和各类公众号积聚成一个格外突出的营销板块，即所谓的健康保健栏目，就连许多建制化的医院，包括三级甲等医院，也纷纷开设新的咨询诊疗科室，将原本属个人的、家庭的、民俗的或者与生俱来的生理与生活方式，设计成与医学相关的新领域，诸如瘦身美容、长寿食谱、打鼾睡眠，乃至怀孕分娩，等等。

本文回溯经前期综合征的医学化过程，可作为科研型医学人文的范本。近50年来的医学化研究一再表明，女性的身体经验比男性更容易被医学化，女性也更容易接受医学治疗，这是由两性的生理结构、政治和社会等一系列复杂的原因所造成的。从经前期综合征的提出和历史演进中，我们看到医学界内部争夺疾病解释权的努力，也看到女性主义者抗拒医学话语将女性身体经验定义为疾病的努力。

* 吴苗：博士研究生，中国科学院大学。
** 唐文佩：博士，教授，北京大学医学人文研究院。

自古以来，女性在月经期间就有着诸多禁忌，人们对月经的描述充斥着矛盾的话语：一方面它是不洁的污染物，违背了正常的身体秩序；一方面又与女性气质的正面因素相联系，象征着性成熟、生殖能力和身体更新[1]。19 世纪以来，在近代生物医学的解释框架下，女性的身体，尤其是其特殊的生殖系统，常常被当做疾病与问题的来源[2]。例如在对"歇斯底里"症的解释中，子宫被认为是这种疾病的原因，因此这种疾病也是女性所特有的疾病。20 世纪 70 年代，"医学化"的研究框架逐渐成形，它指代一种过去不认为是疾病的身体经验或生命过程，被交由医务人员治疗的复杂过程[3]。女性身体经验的医学化一直受到特别的关注，研究者认为它是透视身体历史性的棱镜，即特定的知识框架、术语使用及治疗方式，决定了人们感知身体的方式；同时它也是性别政治存在的有力佐证，即从来没有独立于社会脉络之外的医学进展，它一直呼应着两性不平等的意识形态，同时也受到这一意识形态的塑造。本文拟以经前期综合征概念的提出和流行为例，探讨这一女性身体经验医学化经典案例的复杂根源和矛盾后果。

从"经前期紧张"到"经前期综合征"

1931 年，美国神经科医生弗兰克（R. Frank）在《神经病学和精神病学档案》杂志上首次使用了"经前期紧张"（premenstrual tension）这一术语。文中指出部分患者主诉在月经前的 7～10 天里会

［1］ 黛博拉·乐普顿. 医学的文化研究：疾病与身体［M］. 苏静静，译，北京：北京大学医学出版社，2016：205-206.
［2］ Rosenberg C S，Rosenberg C, The Female Animal: Medical and Biological Views of Woman and Her Role in Nineteenth-Century America, in Women and Health in America［C］. Wisconsin: University of Wisconsin Press, 1984.
［3］ Conrad P. The discovery of hyper-kinesis: notes on the medicalization of deviant behavior［J］. Soc. Probl. 1975, 23: 12-21.

出现一种莫名的紧张感，主要表现为不安、易怒以及通过一些愚蠢行为寻求缓解的渴望，这些痛苦往往十分剧烈，甚至会导致一些危险行为（如自杀），而月经开始后这些身体和情绪上的不适便会缓解。患者不仅深受其苦，还要为这些行为殃及家人而感到愧疚。通过 15 例案例的临床观察，弗兰克认为这些症状是由肾脏排泄功能障碍导致的雌激素过度积累造成的，建议通过促进雌激素的排泄或者卵巢放射性疗法减少其产生进行治疗[1]。一般认为弗兰克是将月经相关症状视为疾病实体的第一人，尽管他并未就"经前期紧张"开展进一步研究，这一术语却被沿用下来，但通常只用于少数行为异常的女性，如女囚犯或精神病患者。

　　1953 年，英国内科医生格林（R. Greene）和全科医生道耳顿（K. Dalton）在《英国医学杂志》上发表文章，首次使用了"经前期综合征"（premenstrual syndrome，PMS）这一术语。她们指出弗兰克提出的"经前期紧张"并不恰当，因为"紧张"只是这一综合征的众多症状之一，使用"经前期紧张"会导致没有"紧张"症状或"紧张"症状被其他更严重的不适所掩盖而漏诊。当然，"经前期综合征"这一术语也不尽如人意，因为虽然大部分情况下症状出现在经前期，但也有在排卵期甚至月经开始的前两天仍有症状的情况。或许"月经综合征"（menstrual syndrome）这一术语更加恰当，但又容易被误解为这些症状只在月经期间出现。在充分考量了几个术语的利弊的情况下，格林和道耳顿决定使用"经前期综合征"代替"经前期紧张"，以指代经前期、经期或者排卵期出现的头痛、恶心、易怒、抑郁、昏睡、水肿等一系列精神和躯体症状。随后，她们借助 84 例案例的临床观察，指出

---

[1] Frank R. Hormonal causes of premenstrual tension [J]. Archives of Neurology and Psychiatry, 1931, 26: 1053-1057.

经前期综合征是由雌孕激素比例失调引起的水潴留所致，使用注射或口服孕激素治疗会明显缓解[1]。此后的数十年间，道耳顿一直致力于经前期综合征的研究和推广，在医学专业期刊和大众媒体上发表了多篇文章。20 世纪 70 年代兴起的 PMS 诊所、举办的 PMS 研讨会以及大众普及手册的问世均与道耳顿的努力有关[2]。她将女性视为激素的无辜受害者，呼吁通过激素治疗缓解女性身体上的痛苦，同时也减轻了不可控行为给她们带来的愧疚感[3]。

尽管道耳顿医生极力推崇，医学界对经前期综合征的存在和治疗仍持有怀疑态度。病因学上，诸如维生素 B6 缺乏、单胺脱氧酶活性高、催乳素水平增加以及对 β-内啡肽的反应性降低等解释都曾被提出和质疑。治疗上，史密斯（S. L. Smith）的研究指出不管采用何种疗法，几乎所有的非对照试验都显示结果有效，但所有开展的双盲对照试验结果均为无效，也就是说，各种形式的治疗可能都只是安慰剂效应[4]。桑普森（G. A. Sampson）的研究也表示孕酮和安慰剂在减少 PMS 症状方面没有显著差异，且大多数情况下安慰剂更有效[5]。1977 年，普林斯顿大学心理学系教授鲁布尔（D. N. Ruble）设计了一组精巧的双盲对照试验来考量社会心理因素对 PMS 发生的影响。研究选择 44 位普林斯顿大学生作为受试者，告知她们参与的是一项避孕研究，一项新技术可以通过脑电图准确预测其月经到来的日期。试验中假意读取她们的脑电信息，随机告知一组受试者其处于经前期，月经会在 1～2 天后到来；另一组受试者处于月经间期，至少 10 天以后月经才会到来，

[1] Greene R, Dalton K. The premenstrual syndrome [J]. Bri med journal, 1953, 1: 1007-1014.
[2] Sophie L. The sexual politics of premenstrual tension [J]. Women's Studies International Forum, 1983, 6: 19-31.
[3] Dalton K. The menstrual cycle [J]. Penguin: Harmondsworth Middx, 1969: 62-73.
[4] Smith S. L. Mood and the menstrual cycle. In *Topics in Psychoendocrinology*（Edited by Sacher E. J.）[C]. New York: Grune and Stratton, 1975: 19.
[5] Sampson G A. Premenstrual syndrome: a double-blind controlled trial of progesterone and placebo [J]. Br J Psychiatry, 1979, 135(3): 209-215.

随后填写月经压力问卷。结果发现相信自己处于经前期的受试者报告诸如水潴留、疼痛、饮食习惯改变等身心症状的比例要显著高于相信自己处于月经间期的受试者，这表明习得性关联（learned associations）或信念会影响女性对自身身体状态的描述[1]。

20 世纪 80 年代之前，关于经前期综合征的讨论主要仍限于医学话语之中，经前期综合征被视为个别女性的私事，对于那些症状特别严重的女性，医生才会给出治疗建议。然而两则轰动一时的审判，让经前期综合征迅速进入公共话语领域，激发了关于经前期综合征对女性行为影响的第一次公开讨论。1981 年，英国法庭将两宗女性的谋杀罪降级为过失杀人罪，理由是患有经前期综合征使她们无法控制自己的行为。道耳顿医生作为专家证人出庭作证，指出经前期综合征可能是导致谋杀行为的主要原因之一，因为它会导致血液中肾上腺素的积聚，从而导致愤怒、攻击性、焦躁和失去自我控制。此时正值第二波妇女运动兴起和女性大量进入劳动力市场之时，经前期综合征与犯罪的关联以一种潜在社会问题的姿态，重新强调了性别角色、性别差异以及性别差异对女性社会地位影响的问题。

社会学家里斯曼（C. K. Riessman）称女性的身体经验医学化犹如一把"双刃剑"，好的一面在于医生不再漠视女性的不适，开展研究并力求提供解决方案，但坏的一面在于将女性身体的周期性变化与疾病甚至犯罪相关联，强化了女性受生殖系统控制而情绪不稳的刻板印象，迎合了将女性排除于主流社会之外的父权制意识形态。激素水平变化一再被贴上疾病的标签，导致一些未经充分试验的、无效的甚至危险的干预手段施加于女性身体。而这些疾病标签又进一步参与创造了新的身体经验，即原本正常的女性在新的医学解释下，感知到自己的身

---

[1] Ruble D. N. Premenstrual symptoms: a reinterpretation［J］. Science, 1977, 197: 291.

体改变和情绪波动，并以对待疾病的方式对待之。女性身体经验的医学化遮蔽了造成女性愤怒、压抑的社会因素，仅仅将不适归结于个人的生理因素[1]。

经前期综合征相关疾病成为精神疾病

20 世纪 80 年代，精神病学家们开始关注经前期综合征，并着力将其纳入《精神疾病诊断与统计手册》（*Diagnostic and Statistical Manual of Mental Disorders*，称 DSM）之中。DSM 被视为精神卫生专业人员的基本参考书，它所提供的诊断标准被认为是精神病学专业对精神障碍诊断所达成的共识，为大多数保险公司所使用。1985 年 6 月，美国心理学会（American Psychological Association）成立了以精神病学家和经前期综合征研究者为主的顾问委员会，提议将经前期焦虑障碍（premenstrual dysphoric disorder，PMDD）纳入 DSM 第三版修订版（DSM Ⅲ-R）之中。较之宽泛的经前期综合征定义，经前期焦虑障碍意图突出不良情绪作为其主要症状。委员会以 11 票赞成、1 票弃权的投票结果通过了这一提议。

此举首先遭到来自美国心理学会内部的持女性主义观点的精神病学家和科学家的激烈反对。在长达一年的争论之后，1986 年 6 月，美国心理学会董事会投票通过将诊断标准更为严格的经前期综合征相关疾病——晚黄体期焦虑障碍（late luteal phase dysphoric Disorder，简称 LLPDD）[2]纳入 DSM Ⅲ-R 之中。1987 年，美国心理学会董事会再次投票决定将晚黄体期焦虑障碍放在"研究附录"里，并且置于"建议

---

[1] Riessman C K. Women and medicalization: A new perspective [J]. Social Policy, 1983, 14: 3-18.
[2] 较之 PMS 和 PMDD，LLPDD 要求经前期症状严重到干扰个体的人际关系、工作和社会生活，在一年内规律出现，且未被确诊为抑郁、焦虑等其他人格障碍。

进一步研究的诊断范畴"之中，表明这一诊断尚未获得基本诊断的官方地位，也无法给予第三方保险支付，但其后续研究是值得鼓励的。

与此同时，在国际疾病分类（international classification of diseases，ICD）领域，精神科医生也与妇科医生就经前期综合征的归属权展开了一场博弈。ICD 是由世界卫生组织主持编制的医疗保健分类系统，将大多数疾病实体按它们的主要表现分类，提供对疾病进行分类的诊断代码系统。在 1978 年出台的 ICD-9 中，经前期综合征已经被包括在"泌尿生殖疾病"类目之下，一般由妇科医生对其进行诊断和治疗。然而，美国心理学会认为经前期综合征更加符合精神障碍的范畴，而非身体或神经疾病，且由于其还需要与其他精神疾病相鉴别，更加需要精神病学家发挥专业技能。这场博弈最终以美国心理学会将晚黄体期焦虑障碍在 ICD 中的诊断代码从妇科的 307.90 更改为精神科的 300.90（未特指的精神障碍）而告终，即精神病学家将经前期综合征中有精神性成分的晚黄体期焦虑障碍纳入其专业管辖范畴之内，而经前期综合征作为妇科病症仍然可以由妇科医生诊断[1]。

DSM Ⅲ-R 一经出台便引起了社会各界的强烈质疑。针对经前期综合征相关诊断，质疑的声音一方面来自其研究的"科学性"问题，即大部分研究不符合科学方法，其中充斥着对象选取偏差、缺乏对照组、不可重复等种种问题[2]。另一方面则来自其疾病的社会建构属性。研究表明不了解西方生物医学关于经前期改变描述的女性并不会罹患所谓的经前期综合征，人类学家约翰逊（T. M. Johnson）称这类疾病为"西方文化特有的疾病"（Western culture-specific disorder），即仅仅在西方文化中

［1］ Figert A E. The Three Faces of PMS: The Professional, Gendered, and Scientific Structuring of a Psychiatric Disorder ［J］. Social Problems, 1995, 42（1）: 56-73.

［2］ Ann Fausto-Sterling. Hormonal Hurricanes: Menstruation, Menopause, and Female Behavior, in Myths of Gender ［C］.Biological Theories about Women and Men, New York, 1992: 98.

被承认、定义和治疗，也只有在这一特定的文化情景中才能够被理解。经前期综合征伴随着女性地位和角色的改变而出现，反映的是女性身上背负的两种互相冲突的角色——生育与生产，西方文化借助经前期综合征将女性的两种身份转换为一种标准的文化习语，它如同一个文化"安全阀"，使得女性可以视需要在两种身份之间任意转换[1]。

鉴于此，顾问委员会主席斯皮策（R. L. Spitzer）撰文解释了将经前期综合征相关诊断纳入《精神疾病诊断与统计手册》的主要考虑，即许多女性与月经相关的不适十分严重以至于需要求医，而经前期综合征的定义十分模糊，大部分医务人员不知道如何区分和治疗这一综合征，患者或被诊断为痛经之类的生理疾病，或被诊断为抑郁、人格障碍之类的精神疾病，或者干脆没有得到任何诊断。因此，临床工作者迫切要求建立一个明确的诊断标准，研究者也需要选取合适的研究对象。当被问及"在对经前期综合征的病因学和治疗方法都知之甚少时就将其纳入官方分类手册是不是为时过早"时，斯皮策以社交型人格障碍为例，表示《精神疾病诊断与统计手册》已有纳入一些病因尚不清楚的疾病的先例。至于诸如"会不会加深对女性激素不稳定的刻板印象""会不会致使女性在工作中被污名化"等之类的社会文化影响，他均乐观地给出了否定的答案[2]。

随后几年的研究表明只有少数情况下，晚黄体期焦虑障碍能够与经前期综合征有效区分。1994年，《精神疾病诊断与统计手册》第四版（DSM-Ⅳ）中又将晚黄体期焦虑障碍改回经前期焦虑障碍，继续放置研究附录中。2000年，《精神疾病诊断与统计手册》第四版修订版

[1] Johnson T M. Premenstrual syndrome as a Western culture-specific disorder ［J］. Culture Medicine & Psychiatry，1987, 11(3): 337.
[2] Spitzer R L, Severino S K, Williams J. et al. Late luteal phase dysphoric disorder and DSM-Ⅲ-R ［J］. Am J Psychiatry, 1988, 146(7): 892-897.

（DSM－Ⅳ－TR）的研究附录中依然保留了经前期焦虑障碍。尽管仍未正式进入基本诊断之列，但其与抑郁症在概念上的接近性却被进一步强化，原本用来治疗抑郁症的选择性血清素再吸收抑制剂（SSRIs）也逐渐取代了激素制剂，成为经前期焦虑障碍的推荐用药。这与药厂的"疾病贩卖"（disease mongering）行为密切关联。据称，礼来制药公司在其抗抑郁剂氟西汀（Fluoxetine），商品名百忧解（Prozac）专利权到期之前，将其改换为粉紫色包装，重新命名为"Sarafem"，作为治疗经前期焦虑障碍的药物推广，同样剂量的药物，价格却高出以前的 3 倍以上[1]。2000 年 7 月，美国食品药物管理局（Food and Drug Administration，FDA）批准 Sarafem 用于经前期焦虑障碍的附加适应证，但仅推荐其用于治疗症状严重的，工作、学习或社会活动和社会关系受到影响的妇女。2013 年，经前期焦虑障碍作为抑郁症的一个亚型正式纳入《精神疾病诊断与统计手册》第五版（DSM－V）的主体部分，此时的《精神疾病诊断与统计手册》也由 1952 年第一版的 106 种精神疾病扩增至 341 种精神疾病。

经前期综合征在中国的介绍和研究情况

经前期综合征相关疾病于 1957 年首次出现在我国的医学期刊上，题为"经前期紧张与水代谢之关系"，摘译自《美国妇产科学杂志》1952 年的一篇文章，该文认为经前期紧张本质上是一种水毒血症，促成这种水代谢紊乱的内分泌障碍不清楚，好像与卵巢—垂体—肾上腺均有关系[2]。20 世纪 60 年代，中医开始借助临床病例分析对"经前期

［1］ Angell M. The Truth About the Drug Companies［M］. New York: Random House, 2004: 83.
［2］ Bickers，W.，徐永华 . 经前期紧张与水代谢之关系［J］. 山西医学杂志，1957（02）: 21.

紧张症"进行分型，并在此基础上辨证施治[1]。20 世纪 70 年代末，"经前期综合征"的疾病名称启用，它是以中医脏腑气血理论为指导，在 100 例临床病例分析的基础上，对经前黄体期病状的辨证分型和用药经验总结[2]。但此时医学界最为关注的问题仍然是经前期紧张，其次是乳痛、头痛等问题。1986 年，经前期综合征相关疾病首次出现在精神病领域，题为"经前期烦躁变化与抑郁症的关系"，这是一篇译介性的文章，研究发现抑郁症患者在经前期常常症状恶化，符合重性抑郁症诊断的妇女也常常存在经前期抑郁[3]。1990 年，我国的发病率相关研究中首次出现经前期综合征相关疾病，文中调查了滨州市、博兴县 8 所中学的 1 346 名女生，结果显示经前期综合征患病率为 14.7%，综合征与年龄、学习负荷等因素有关，症状主要为精神症状（73.2%）、浮肿（13.1%），以及口腔溃疡（9.6%）。其中精神症状以轻度患者最为多见[4]。时至今日经前期综合征，PMS 相关疾病在我国的医学期刊上仍没有一个统一的名称，"经前期综合征 / 症""经前期紧张症 / 综合征""经前烦躁症""经前心境恶劣障碍""经前期焦虑症 / 障碍"等名称均有使用。而各大中医院校则一直是经前期综合征相关疾病的研究重镇，中医认为经前期综合征的病理机制有肝气郁结、肝郁化火，肝肾阴虚、肝阳上亢，脾肾阳虚、水湿不化，气血虚弱、心脾两虚，瘀血内阻、经络不畅等，除了使用中药，针灸、穴位埋线、刺血疗法、耳压疗法均被推荐治疗。

　　从教科书上来看，"经前期紧张"首次出现在 1964 年版的《妇产

［1］ 刘琨，金静瑜，张松柏，郗沛龄 . 经前期紧张症 42 例中医分型论治分析［J］. 江西医药，1964（07）：303－304.
［2］ 唐吉父，高秀惠，李超荆 . 对"经前期紧张症"的辨证施治初步探讨（附 73 例病案分析）［J］. 上海中医药杂志，1965（11）：10－16.
［3］ 田志宏 . 经前期烦躁变化与抑郁症的关系［J］. 国外医学 . 精神病学分册，1986（04）：242－243.
［4］ 崔安熙，焦桂芝 . 经前期紧张综合征调查［J］. 中国学校卫生，1990（5）：6－7.

科学》上，由我国妇产科学奠基人之一的王淑贞主编，为"月经失调"一章中的一节，其定义为月经前期出现的各种不同的症状，如烦躁、夜寐不安、头痛脑胀、思想不集中、乳房胀痛、胸闷、腹胀、消化不良、水肿等。书中指出其病因及发病机制尚不十分明了，多数学者认为可能的原因有经前期水盐代谢紊乱、植物神经系统功能失调、体液内雌激素生物代谢障碍、肾上腺皮质激素特别是醛固酮的水平增高等。在治疗上，作者态度十分谨慎，只有少数症状明显以至于影响工作及生活的患者，可适当应用安静剂和利尿剂，并根据体液内激素变化，酌情使用孕酮或睾丸素治疗[1]。

　　1987 年，王淑贞主编的《实用妇产科学》被誉为"我国妇产科学界最为经典的临床参考书籍之一"。书中将"经前期紧张综合征"单独成章，定义为月经前期部分妇女伴有的生理、精神和行为改变，估计严重者的比例为 8%，须用药物治疗。谈及其发生原因，编写者仍称尚不清楚，但在诸多可能的解释中首推激素失调，治疗上也首推激素类药物[2]。2004 年，《实用妇产科学》再版，由妇产科教授张惜阴主编。书中使用了"经前期综合征"概念，亦单独成章，定义为反复发生在经前，影响妇女日常生活和工作，涉及身体和精神两方面症候群。估计有周期性月经的妇女中 90% 有经前生理学改变，但只有少数对日常生活有明显影响的才能被称为经前期综合征。病因上首次纳入社会心理因素和脑神经递质学说，与内分泌学说并列。治疗上首推情感、饮食行为训练及宣教等支持疗法，其后分别是抗抑郁药物和激素类药物[3]。2013 年，在《实用妇产科学》的第 3 版中，经前期综合征被置于"生殖内分泌疾病"一章之中，书中将"经前期综合征"与"经前期

［1］　王淑贞.妇产科学［M］.北京：人民卫生出版社，1964：421.
［2］　王淑贞.实用妇产科学［M］.北京：人民卫生出版社，第 1 版，1987：806.
［3］　张惜阴.实用妇产科学［M］.北京：人民卫生出版社，第 2 版，2004：837-841.

紧张征"并列，称为"育龄妇女常见的问题"，列举出的症状包括躯体症状（如乳房胀痛、头痛）和心理症状（如烦躁、紧张、焦虑、嗜睡、失眠等的总称），以及自杀倾向、行为退化、嗜酒、工作状态差甚至无法工作等。病因上仍将社会心理因素、内分泌学说和脑神经递质学说并列，治疗上首推调整生活方式和心理治疗，其次是抗抑郁药、抗焦虑药、激素类和其他对症药物[1]。

结　　论

近 50 年来的医学化研究一再表明，女性的身体经验比男性更容易被医学化，女性也更容易接受医学治疗，这是由两性的生理结构、政治和社会等一系列复杂的原因所造成的。从经前期综合征的提出和历史演进中，我们看到医学界内部争夺疾病解释权的努力，也看到女性主义者抵抗医学话语将女性身体经验定义为疾病的努力。女性，尤其是不同阶层、不同文化中的女性是如何参与建构这一疾病的，有待于另撰文探讨之。

原载于《医学与哲学》40 卷 5 期（2019 年 5 月）（有改动）

---

[1] 华克勤，丰有吉．实用妇产科学［M］．北京：人民卫生出版社，第 3 版，2013：411.

《佛说温室洗浴众僧经》中的医学视角

吴成洋*　耿　铭*　方益昉*

头顶神医光环、享有盛誉的他并不满足于此，他还思考着怎样能惠及更多的人。

无论是耆域还是佛陀，都认同了温室洗浴的卫生保健功效，只不过佛陀"借医弘佛"，凸显了温室洗浴洁净心灵、获得福报的宗教意义。细读《温室经》，经文中的温室洗浴既是一种治病保健手段，更是一种佛教供养祈福的方式。

从现代医学的角度来看，温室洗浴的治病作用可以分为两个层面：一层是身体卫生保健，另一层是清净心灵带来的心理卫生。《温室经》在这两个层面都有涉及。这虽与中国古代原始的洗浴观颇有几分相似[1]，但《温室经》的诞生，是佛陀应神医耆域的请求，其内容是建立在佛教对古印度医学理论的吸收，以及对温室洗浴的卫生保健功效认知的基础上的。

《温室经》与中国传统的卫生保健概念有很多的相似点。如都强调人与自然环境的统一，人体本身也是一个有机整体（有形有神），人要顺应自然环境的变化，注意饮食起居，注重精神修养。

---

* 吴成洋，耿铭，方益昉：上海健康医学院

[1] 按：中国古代，很早就有洗浴的习惯，并且认为洗浴有一定的卫生保健意义。洗澡不仅是为了个人的清洁卫生，也是作为一种礼仪。譬如上朝谒见、重大的祭祀等活动，往往要先焚香洗澡，以表示虔诚和尊敬。如《论语宪问》说："孔子沐浴而朝"，《礼·儒行》云"儒有澡身而浴德"，屈原《九歌·云中君》之中有"浴兰汤兮沐芳，华采衣兮若英"诗句，就是例证。

　　《佛说温室洗浴众僧经》（以下简称《温室经》），为东汉高僧安世高（约二世纪）引进并翻译（一说为西晋高僧竺法护译），其内容短小精悍，流传千年，对中国古代的卫生观念影响很大。这是一部介绍佛教温室洗浴方法、理论，实施温室浴僧供养活动，以求除病得福、"清净"心灵的佛经[1]。其内容不仅直接体现了佛教医学理论——"四大"学说，更反映出佛教及佛医注重个人卫生的观念。

　　早期的《温室经》多为抄本，年代久远，今多失传。20世纪初，敦煌藏经洞的发现，终于使《温室经》及其注疏的多个唐五代抄本重见天日[2]。现存最早的《温室经》单行本，为法藏敦煌藏经洞写本（伯3919）[3]，有学者据卷尾题记考证，该本可能抄写于五代后周显德六年（959）[4]。敦煌文献中有关《温室经》的疏释，也多为唐代写本，弥足珍贵。宋代以后，《温室经》被收录入历代《大藏经》，随着北宋《开宝藏》的刊刻与流传，开始有了不同的刻本[5]，可惜宋元刻本于今无存，现存刻本多为明清刻本。今以《中华大藏经》《大正藏》本最为常见[6]。诸版本除一些字词差异外，基本保留了经文原貌[7]。

　　唐代释慧净（578—？）在《温室经疏序》中对其予以高度评价：

［1］　陈明，耆婆的形象演变及其在敦煌吐鲁番地区的影响［J］.《文津学志》，2003，1：148.
［2］　按：敦煌文献中有关《温室经》及其注疏的文献主要有：大英图书馆（伦敦）斯2440温室经讲唱押座文、斯3881温室洗浴众生经疏释、斯2497温室经疏、斯3047温室经疏；中国国家图书馆（北京）北敦03968-2温室经义疏、北敦03968温室经义疏、北敦12080温室洗浴众僧经；上海图书馆（上海）上图068（812510）温室经疏一卷；法国国家图书馆（巴黎）伯3919　佛说温室洗浴众僧经.
［3］　黄永武，敦煌宝藏［M］.台北：新文丰出版公司，1986，132，151-152.
［4］　张先堂，中国古代的温室浴僧供养活动——以唐宋时期敦煌文献为中心［J］.《敦煌吐鲁番研究》，2015，15，217-229.
［5］　据童玮《二十二种佛经通检》，《温室经》曾收录在以下诸版本的《大藏经》中：开宝，崇宁，毗卢，圆觉，资福，碛砂（171册），普宁，洪武南（必）；房山石经（改）；赵城，丽藏（过）；弘法（能）；永乐南（莫）；永乐北，嘉兴（49函），清藏（短）；频伽，弘教（宿8）；大正16-802。
［6］　童玮，二十二种佛经通检［M］.北京：中华书局，1999，591.
［7］　按：本文所引《温室经》及其注疏内容，以上图藏敦煌《温室经疏》抄本为底本，参校《大正藏》本。

"夫《温室经》者，斯乃积净业之善基，荡尘累之津泽；跨天堂之梯橙，越苦海之舟航……理丰言约，文遒旨婉……医王由是创业，法将所以室（宣）通。"[1]《温室经》作为汉传佛教早期的一部经书，是丝绸之路开通后中外文化交流的成果，见证着佛教以及佛医思想在中国的传播。

《温室经》的诞生与医者有直接关系

从《温室经》的内容上看，《温室经》的诞生，缘起于古印度神医耆域（又称耆婆）。在《温室经》的描述中，耆域不仅有妙手回春、起死回生的神奇医术，更是一位博学多才、有着崇高道德的智者。他"为大医王，疗治众病……其所治者，莫不除愈；死者更生，丧车得还"，他兼通"五经、天文、地理……其德甚多，不可具陈，八国宗仰，见者欢喜"。然而头顶神医光环、享有盛誉的他并不满足于此，还思考着怎样能惠及更多的人。于是在一天夜里，他突然开悟，有了浴僧的想法。第二天一早，他就"敕家大小眷属，严至佛所……长跪白佛言：'今欲请佛及诸众僧、菩萨大士，入温室澡浴。愿令众生长夜清净，秽垢消除，不遭众患。唯佛圣旨，不忽所愿'"。《温室经疏》解释道，"耆域以良辰夜静惊肃神衿，既悟入道之正因，遂结洗僧之念。然则念虽在已，法不自由，所以坐企有明就佛请决也"。由此可见，洗浴众僧的想法是耆域首先萌生的，而且耆域福泽众人的心情十分迫切，不过设想要想施行，还要靠佛陀决断。

当然，他的这个想法受到了佛陀的称赞和支持。佛陀对他说："善哉，妙意……今复请佛及诸众僧，入温室洗浴，愿及十方众药疗

[1] 黄永武，敦煌宝藏［M］．台北：新文丰出版公司，1986年，20，223.

病，洗浴除垢，其福无量。一心谛听，吾当为汝先说澡浴众僧反报之福！"于是佛陀口述，后经安世高的翻译，就成了这部流传千载的《温室经》。

　　应该看到，是拥有崇高医德和精湛医术的耆域首先萌发了温室洗浴的念头，才导致《温室经》的诞生。无论是耆域还是佛陀，都认同温室洗浴的卫生保健功效，只不过佛陀"借医弘佛"，凸显了温室洗浴洁净心灵、获得福报的宗教意义。细读《温室经》，经文中的温室洗浴既是一种治病保健手段，更是一种佛教供养祈福的方式。

《温室经》独特的佛教医学视角

　　从现代医学的角度来看，温室洗浴的治病作用可以分为两个层面：一层是身体卫生保健，另一层是清净心灵带来的心理卫生。《温室经》在这两个层面都有涉及。这虽与中国古代原始的洗浴观颇有几分相似[1]，但《温室经》的诞生，是佛陀应神医耆域的请求，其内容是建立在佛教对古印度医学理论的吸收，以及对温室洗浴的卫生保健功效认知基础上的。因此，《温室经》中体现出独特的佛教医学视角，特别是受到了佛教医学"四大"说、"因缘"说的影响。

　　佛教在长期的发展过程中吸收了印度传统医学，形成了一套独具特色的医学理论[2]。佛医理论的基石，便是"四大"说[3]。佛医认为，人的身体也是由"四大"所成。《大乘金刚经论语》说："皮、肉、筋、

[1]　按：中国古代，很早就有洗浴的习惯，并且认为洗浴有一定的卫生保健意义。洗澡不仅是为了个人的清洁卫生，也是作为一种礼仪。譬如上朝谒见、重大的祭祀等活动，往往要先焚香洗澡，以表示虔诚和尊敬。如《论语宪问》说："孔子沐浴而朝"，《礼·儒行》云"儒有澡身而浴德"，屈原《九歌·云中君》之中有"浴兰汤兮沐芳，华采衣兮若英"诗句，就是例证。
[2]　顾加栋，佛教医学思想研究［M］.北京：科学出版社，2014，30.
[3]　"四大"，又称四界，是指"地、水、火、风"四种构成世界的基本要素，各具坚、湿、暖、动四种属性，有持、摄、熟、长四大作用。

骨，胶成一体，名地大""津、涎、尿、血，滋润一身，名水大""暖气均融，温和一身，名火大""动作施为，运用一身，名风大。"四大和合而身生，四大分散而身灭。人死亡后骨肉归地，湿性归水，暖气归火，呼吸归风，从四大所生，还归于四大。人身疾病，多因四大不调所生，这就是四大不调病因说。如《佛说佛医经》卷一云："风增气起，火增热起，水增寒起，土增力盛。"因此，"四大"学说为佛教医学生理、病理、治疗理论的总括。

《温室经》中"澡浴之法，当用七物，除去七病，得七福报"的内容，不仅直接受到了佛医"四大"学说的影响，事实上《温室经》所谓温室洗浴治病得福之法，就是在"四大"学说的指导下，结合"因缘果报"思想，自成体系的一种养生保健方法。为什么这么说呢？最直接的体现就是"四大"安隐"四大"无病的表述。《温室经》认为，人体由"四大"合和而生，"四大"安隐、"四大"无病，方能保持健康，是健康的前提。因而，不管是除去七病，还是得七福报，"四大"都是首要的。"四大"之下，具体又分为"除风病、除湿痹、除寒冰、除热气"等方面，要想在以上诸多方面有治疗的效果，必须齐备"七物"。

温室洗浴所需"七物"，实际上是具有7种保健功效的事物。"所谓七物：一者然（燃？）火，二者净水，三者澡（渗？）豆，四者酥（苏？）膏，五者淳灰，六者杨枝，七者内衣。"唐慧净《温室经疏》中说："燃火即赫以炎炉，绝轻烟而无焰。净水乃澄之似镜，去秽浊而留清。渗豆既滑而光华。苏膏而凝而体润。淳灰酷烈，烧山桑之切木。杨枝细软，折河柳之疏条。至如内衣，则新裂齐纨，皎犹美练，裁缝巧妙，形制新奇。"慧净认为："四大安稳，内衣功能。除风病者，淳灰功能。除湿痹者，苏膏功能。除寒冰者，燃火功能。除热气者，杨枝功能。除垢秽者，渗豆功能。身体轻便，眼目精明者，净水功能。"

《温室经》所用"七物"可除"七病"，其道理建立在佛教医学基本理论之上。慧净解释道："衣蔽形丑，四支所以宁泰。灰除风疾，六根所以安净。摩膏既遣瘩以调方。燃火乃却寒而留暖。来香去臭，莫善于杨枝。光身落垢，宁加於澡豆。至如水含八德，独檀众美。洞洗内外，雅畅胸衿。明目拙身，沃燋除浊。七功既如雾气，七病亦类云消。"

至于"得七福报"，是消除"七病"之"因"，而自然带来的"果"。如第一福即为"燃火"之果。燃火以驱寒，故能所生常安，勇武丁健，众所敬仰。第二福为"净水"之果。水，一能净他，二能自净。净水洗浴，自然面貌清净，尘水不著，为人所敬。第三福为"澡豆"之果。澡豆能光身落垢，所得之报亦衣洁而身香，既洁且香则，见者欢喜，莫不恭敬。第四福为"酥膏"之果。酥膏能使腠理和畅，肌体润泽，既光且润则独步无双。第五福为"淳灰"之果。夫尘垢秽身，风便愔识。灰能落垢，多人为之拂尘，复可排风，所以常识宿命。第六福为"杨枝"之果。杨枝者，嚼则除热口，所以发香楷便。莹朗齿光，所以致白口。既香无臭、齿白，则所言妙，而他受也。第七福为"内衣"之果。夫内衣者，内则蔽丑，外则严容。衣服整洁自然，如饰珍宝，见者悚息。

《温室经》与中国的卫生习俗

从卫生保健观念来看，《温室经》与中国传统的卫生保健观念有很多的相似点。如都强调人与自然环境的统一，人体本身也是一个有机整体（有形有神），人要顺应自然环境的变化，注意饮食起居、精神修养等思想。随着佛教传入中国，佛教医学的这些卫生保健思想通过佛教徒"借医弘佛"的宗教活动，在社会上广为传扬。其中重大的典例为刷牙洁齿和净身洗浴的习俗，这两大典型例子都跟《温室经》直接相关。

中国古代虽有漱口、沐浴的习惯，但不如佛教那么重视，且被赋予神圣的宗教意义。随着佛教及《温室经》对温室洗浴的提倡，在中国的寺院大都设有专门的浴室或浴堂，浴室逐渐成了寺院建筑中的一部分。《浙江省萧山县志稿》（二）中有这样的记载："正觉寺在县东五十步，后唐天成元年吴越武肃王建号十善，院有浴室……"《潭拓山灿云寺志》记载："紫竹寺禅院在寺东，正殿三间左右，寮房各一间，两披房各三间，门楼一间，浴室五间。"《折疑梵刹志》中记载"大报恩寺前有浴堂"。《洛阳伽蓝记》卷四记载："宝光寺，在西阳门外御道北……院中一处……是浴堂。"此外，《诸佛福田经》非常强调建造浴池圊园积聚功德。浴池是公众沐浴场所，圊园即公共厕所。这些公众福利促进改善民众生活习俗，继而升华为精神内容。可类比恒河沐浴在印度所特有的宗教意义，通过洗浴获得精神和生理净化的目的。疾病既去，继而"得七福报"，在此"因缘果报"的佛家思想再次自洽。

此外，敦煌壁画中有大量卫生保健方面的图像。如治病救人（第296窟），子病请医（第217窟《药王菩萨本事品》），讲究个人卫生、揩齿刷牙（第196窟西壁劳度叉斗经变），运动养生保健（第76窟东壁北侧八塔变），洒扫庭院拦护水井（第419窟），剃头沐浴（第445窟弥勒经变局部男剃度），建造厕所讲究公共卫生（第03窟福田经变、人字披顶西披），食物煮沸进行消毒（第61窟佛传故事屏风画）等[1]。王进玉在《敦煌石窟医疗卫生壁画调研》一文中通过表格的形式，对敦煌壁画中的卫生画面作了概括和说明。其中主要概括了敦煌石窟"劳度叉斗圣变"中的卫生画面和敦煌石窟"弥勒经变"中的刷牙图[2]。这些卫生画面生动地反映了佛教徒们洗浴、剃头、刮脸、揩齿、刷牙等方面的日常生活。通过这些壁画，我们可以从中直观地体悟到佛教

---

[1] 盖建民，从敦煌遗书看佛教医学思想及其影响——兼评李约瑟的佛教科学观，《佛学研究》，1999：269－270.

[2] 王进玉，敦煌石窟医疗卫生壁画调研［A］. 李良松主编. 佛医纵横. 厦门：鹭江出版社，1995：81－82.

卫生习俗及其社会影响。

值得重点强调的是，口腔清洁也是古人洗浴内容，成七福之六者，"口齿香好。方白齐平。所说教令。莫不肃用"。来香去臭，莫善于杨枝。杨枝者，嚼则除热口，所以发香楷便。莹朗齿光，所以致白口。既香无臭、齿白，则所言妙，而他受也。

净齿之法，在中国以杨枝擦牙，也曾出现粗毛牙刷。在印度以嚼齿木替代。切苦涩辛辣树木为片，制成长约八至十二指，粗如小指者，嚼齿木有类似现代"药物牙膏"的作用，成为民众良好的卫生习俗。

作为佛经，《温室经》自然重在强调对身体和心灵的双重洁净含义，是礼佛的一种方式，劝人诚心礼佛，宣扬佛法。受《温室经》影响，藏医著作《四部医典》中也包含了有关药浴的记载，其千百年的实践与传承，被列为联合国非物质文化遗产。人与自然环境的有机整体（有形有神）观念，在中国文化中源远流长，可见一斑。

原载于《中华医史杂志》，2019 年 9 月第 49 卷第 5 期（有改动）

防疫篇

苏德隆和上海公共卫生往事

俞顺章 *　　阙之玫 **　　苏竹君 **　　任思蕴 ***　　方益昉 ****

"为了人民的利益，甘愿献出自己的一切"，既是公共卫生与传染病领域先驱的自勉，也是对晚辈的期许，以及一场与自然长期抗争和共处的生命法则。人生意义何在乎？为人群服务。服务价值何在乎？为人群灭除痛苦。

是继续从事钟爱并且居于领先水平的微生物和抗生素研究，还是响应国家卫生事业的需要和人民的期盼而转行？苏德隆毫不犹豫地改变了科研方向，决心投身血吸虫病等威胁民众健康的重大流行病的研究和防治工作中。

关于肝炎与肝癌的病因关系问题，苏德隆曾参加国内外多次辩论。他经常说："谁能拿出令人信服的理由，我就马上放弃自己的观点。""我不愿看到国内肝炎流行，千百万肝炎患者陷入愁云笼罩之中。"

---

　* 俞顺章：复旦大学上海医学院
　** 阙之玫、苏竹君：苏德隆先生后裔
　*** 任思蕴：文汇报社
**** 方益昉：上海健康医学院奥斯勒健康人文与医学中心

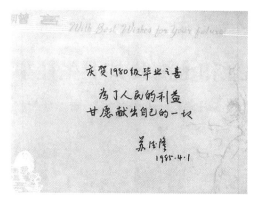

苏德隆写给学生的毕业赠言

我国流行病学奠基人之一、著名公共卫生专家、新中国预防医学和血防先驱、一级教授苏德隆（1906—1985），为上海第一医学院卫生系80级学生留下的毕业赠言是："为了人民的利益，甘愿献出自己的一切"。在题词两天后，苏教授因车祸不幸逝世。本文回顾他为中国的公共卫生事业、为国家防疫体系的完善所做出的贡献。

顺应国家和人民的需要、转型成为公共卫生专家

1935年，苏德隆以第一名的成绩从国立上海医学院毕业，留校担任助教和住院医师。

国立上海医学院由我国著名的医学教育家、公共卫生专家颜福庆（1882—1970）先生创办。1903年，颜福庆毕业于上海圣约翰大学医学院，是中国本土的第一代西医，1909年，他又成为耶鲁大学第一位获得医学博士的亚洲人。此后回国，参与创办湘雅医学专门学校（湘雅医学院前身）、国立第四中山大学医学院（此后历经变革，陆续改为国立上海医学院、上海第一医学院、上海医科大学、复旦大学上海医学院）、中山医院等国内多所医院和医学院，极大地推动了中国医学走向独立和现代化的进程。

早在20世纪初，颜福庆就认为中国应实行公医制，且应重视预防医学，如此才能最大限度地减轻普通老百姓的医疗负担。他在医学院

开设公共卫生科，亲自任科长，讲授公共卫生知识。1928年，他还在吴淞创建了中国第一个农村卫生实验区。这种关爱天下众生的行医理念，在颜福庆的医学教育生涯中得以充分推广。

留校从教行医的苏德隆已经在临床医学颇有建树，但颜福庆坚持将这位最优秀的学生派到上海县颛桥乡开办农村卫生所，开辟国立上海医学院新的卫生教学基地。同年又让他去沪郊从事乡村居民的卫生状况调查、乡村儿

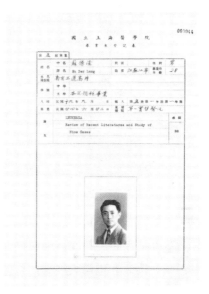

1935年苏德隆在国立上海医学院的毕业生登记表，毕业学位论文成绩88分

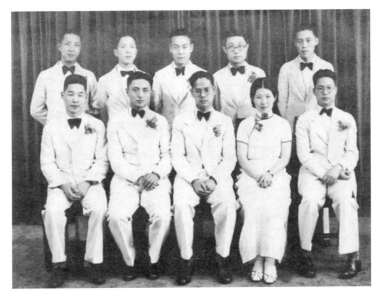

1935年毕业时苏德隆（前排左二）与同学们的合影

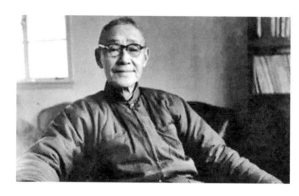

颜福庆

童常见病的调查分析，以及农民卫生保健和传染病防治等工作。

这并非苏德隆初次从事农村卫生工作。在校期间他曾接受陶行知的邀请，为其在宝山大场余庆桥创办的"山海工学团"义务行医，在农村为学生和老师们讲卫生课，讲急救和疾病处理常识，开展生活教育运动，并为村民治病。他还应邀到黄炎培创办的赵家塘乡村实验学校、钮永建创办的马桥乡俞塘民众教育馆为农民义务诊疗。

彼时苏德隆自备一台摩托车，每周自带干粮到这些地方轮转。在开展农村卫生服务时，苏德隆深感"近代医学之趋势注重公共卫生，近代公共卫生之趋势在于普及乡村卫生"。

抗战期间，苏德隆还担任防疫大队长，帮助难民进行天花、伤寒、霍乱、痢疾、血吸虫病等传染病的防治。苏德隆的种种经

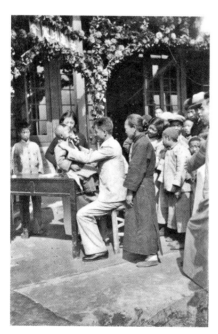

苏德隆在郊区为农民诊疗

历，正是颜福庆先生关于中
国公共卫生事业理想的真实
再现。

中国自古以来便常见各类
传染性疾病。到清末民初，预
防诊断与临床治疗还几乎混为
一谈，当时中国的医学现代化
事业和公共卫生事业基本处于
蹒跚学步阶段。而在传教士开
设的西式医院，已逐步注意到
将患者集中在宽敞与通透的病
房中统一管理，乃是切断传染
途径、防控疫情的合理有效方

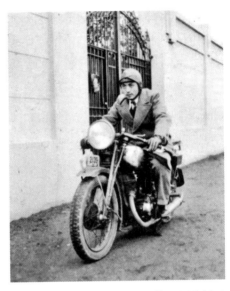

苏德隆自备摩托车、自带干粮开展农村卫
生服务

案。1909 年的我国医学院课程表上，已经出现了卫生学（hygiene）的
必修内容。上海等大城市率先在人流集中的市场等处建立日常采样与
检疫报告制度。

1942 年，苏德隆由卫生署首批保送至印度孟买哈夫金细菌研究院
学习鼠疫的防治。学成归来，辗转回到已内迁至重庆歌乐山的国立上
海医学院担任公共卫生副教授。此后又先后在美国约翰·霍普金斯大
学公共卫生学院获公共卫生学硕士学位，在英国牛津大学获哲学博士
学位。

众所周知，人类与致病细菌长期不懈斗争的重要转折之一是青霉
素的发明。苏德隆在牛津大学的导师便是获得诺贝尔奖生理学或医学
奖的青霉素发明人之一霍华德·弗洛里（Howard W. Florey）院士。苏
德隆在英国期间发现并提炼出了一种强力抗生素——微球菌素。在牛
津大学病理学院研究实验医学的同时，苏德隆每日都抽出一小部分时

间在牛津大学社会医学研究所学习统计学，他的统计学老师是社会医学研究所所长瑞尔教授。由于他在两个领域的不懈努力，因此成为英国皇家统计学会和微生物学会这两个学会的会员。

苏德隆在英国的研究工作相当顺利，然而，1948 年底，他还是谢绝了导师弗洛里教授的热情挽留，回到祖国，回到母校国立上海医学院，任流行病学教授和公共卫生科科长兼微生物科科长，并重建了国立上海医学院卫生科，自此，苏德隆教授领导上海医学院公共卫生学院长达近 40 年的时间。

消灭血吸虫病

1949 年 8 月，中国人民解放军第 9 兵团驻扎在松江、青浦、嘉定等地，在水域进行泅渡训练时，近 3 万名战士受到血吸虫病急性感染。这一大规模疾病感染事件是新中国面临的第一次重大公共卫生危机，也成为新中国血吸虫病防治事业的契机和开端。

血吸虫病是一种严重危害人体健康的寄生虫病，得了血吸虫病的人，身体逐渐消瘦羸弱，直到骨瘦如柴，腹胀如鼓。血吸虫病在我国长江流域水网地区猖獗，解放军多为南下作战部队，卫生部门对此病缺乏了解。苏德隆获悉部队疫情蔓延，赶紧投书部队领导，明确告知疾病的巨大危害并恳切提出具体措施。他的意见很快得到重视，根据华东军政委员会和陈毅同志的指示，"上海市郊区血吸虫病防治委员会"于 1949 年 12 月 21 日在上海正式成立。

上海医学院在"上海市郊区血吸虫病防治委员会"中发挥了重要作用，抽调了来自公共卫生、寄生虫学、热带病学的知名专家。苏德隆除了做流行病调研，协调沪宁、沪杭医务人员之外，还负责为军队培训卫生干部。1950 年 1 月 5 日的《文汇报》报道了上海医学界的积极响应："从解放军在沪郊驻防以来，不久便发现了这是威胁军民健康的严重疾病，认为必须想出有效办法，积极防治。因此把这问题提到上海医务人员的面前。跟着很快地就得到大家的热烈响应，委员会组织起来，从专家到学生都踊跃地参加，紧张地工作，不到半月，成千的医务人员，编成了队伍，一齐出发下乡了。"

新中国轰轰烈烈的血吸虫病防治事业就此拉开帷幕。

至 1950 年 7 月 2 日，下乡防治血吸虫病的第 10 批工作队胜利完成任务返回上海。在这场防治运动中，上海、南京、镇江、嘉兴等地都动员了医工参与，"1950 年春，上海和南京两市即动员 2 000 多名医务工作者，帮助沪郊驻军防治血吸虫病，经过 5 个月的艰苦工作，治好了 3 万多名患者。"其中，上海医学界至少动员了 1 320 人次，是当之无愧的主力军，他们检验了 69 365 人，治疗了 26 863 人，仅 10 人死亡。在不到 1 年时间内，患病的 3 万余名战士逐步恢复健康，不久开赴抗美援朝前线。

1950 年，苏德隆在《中华医学杂志》发表了第一篇血吸虫病研究论文《近年日本血吸虫病研究之进展》。他查阅了二战以后大量最新的西方文献，介绍了英美医学界近 10 年对血吸虫病的研究进展，对实验诊断研究的众多新方法和有关预防的研究做了重点描述，这份篇幅达 16 页的综述对此后他个人乃至我国的血吸虫病研究方向起了重要的作用。

很快，血吸虫病防治被纳入新中国医疗卫生事业的国家目标之中。1950 年 4 月 21 日，卫生部发布了《关于血吸虫病防治工作的指示》，要求华东区军政委员会卫生部重视预防血吸虫病。

是继续从事钟爱并且居于领先水平的微生物和抗生素研究，还是响应国家卫生事业的需要和人民的期盼而转行？苏德隆毫不犹豫地改变了科研方向，决心投身血吸虫病等威胁民众健康的重大流行病的研究和防治工作中。

当时的中国，是血吸虫病的大国，有 13 个省市发现血吸虫病，受威胁的人数超过 1 000 万。在上海青浦等地，水网密布，滋生着无数血吸虫的"唯一中间宿主"——钉螺。这里是主要的稻米产区，而钉螺面积超过 7 429 万平方米，占当地土地面积的 16.3%。农民常年在水田劳作，极易感染血吸虫病。当时青浦有 40 万人，40% 的人群感染血吸虫病，此地发病严重，每年征兵体检时，97% 的人为血吸虫阳性。

苏德隆带领上海医学院师生在这片血吸虫病流行区不断开展调研，并进行多项实验，努力找出钉螺的生活规律和灭螺的科学方法。

苏德隆不迷信教条，坚持用实验来指导实践。教科书上说钉螺有冬眠习性，但他研究发现钉螺在冬天也能吃、能产卵，在冰水里还能活动，倒是在夏天反而不产卵，行动迟缓。因此他认为钉螺不是冬眠，而是夏蛰。研究人员做了水线上下钉螺季节分布情况的初步调查。在水位维持稳定的条件下，气候寒冷的 5 月，水线下的钉螺竟占 72.7%，而在炎热的 5 月和 7 月，水线下的钉螺只占 25%～30%。

另一种说法是，钉螺冬天上陆夏天下水。苏德隆在冬天打开河里的冰，发现水里有钉螺。于是，研究团队特地在颛桥镇找了一条断头浜，筑坝围塘，把水抽光，观察水线上下的钉螺分布情况，发现水线以下也有钉螺。在连续进行了一年的试验后，终于获取了水线上下钉螺分布的比例数据。水线下钉螺的分布好似水线上钉螺的倒影，就是贴近水线上下各 1 市尺（1 市尺 =33.33 厘米）内钉螺最多，占总数的71.6%，离水线上下 4 市尺以外，钉螺极少或者没有。这一发现对掌握钉螺生存条件和根本消灭钉螺有着重要的参考价值，因为此前的灭螺只注重河道水线以上。

此外，研究团队还找到了快速灭螺和个人防护的好方法。亚砒酸钙灭螺速度快，比土埋灭螺法要节省人力。在有钉螺栖息的河沟两岸

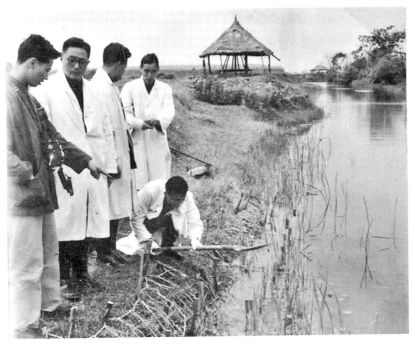

苏德隆教授（左二）在青浦做现场科研

一年喷洒两次，反复灭杀，钉螺的死亡率可达 70%～98%。这种药物价格便宜，防治机构可以自配，供应不困难，不失为一种便于推广的好方法。苏德隆还提出人员下水时用茶籽饼粉撒在绑腿布上，可避免血吸虫尾蚴侵入皮肤。茶籽饼产量多，价格低廉，这个方法易被农民接受。

　　1956 年，苏德隆又在《解放日报》发表文章，重点谈到粪便管理在血防中的重要性。血吸虫患者大便里有无数的血吸虫卵。患者大便落在水里，很快地就有千千万万的毛蚴从虫卵里孵化出来。水里如有钉螺，毛蚴便钻进钉螺的身体，发育变成大量尾蚴。尾蚴钻进人的皮肤，便使更多人患血吸虫病。而在农村，人粪尿是一项主要肥料。因此，如何迅速消灭粪便中的血吸虫卵而不妨碍施肥，是一项有意义的研究课题。通过实验，他们发现"利用人尿迅速杀灭血吸虫卵"的方法。氨有迅速杀灭血吸虫卵的作用，因此，最方便的方法是利用人尿产生氨。而人尿里含的尿素不可直接施用在植物上面，本就必须等尿素自行分解成氨以后才能成为肥料。所以，医学院师生利用尿素分解成氨，一方面保留了肥料，另一方面还能消灭粪便里的血吸虫卵。

1957年7月7日夜晚，毛主席在中苏友好大厦大厅里接见了上海科技界、文艺界、教育界、工商界的36位代表人士。著名的流行病学家、一级教授苏德隆是当时全国血吸虫病研究委员会副主任委员、中央血防九人小组办公室及血防局顾问，也应邀参与座谈。据他回忆：

那天晚上，毛主席坐在一张小圆桌边，我坐在与他邻近的圆桌对面。毛主席谈笑风生，和蔼可亲。毛主席先问我："订了个7年之内消灭血吸虫病的计划，你的意见怎么样？"我说："恐怕时间太短了。"毛主席又问："12年怎么样？"我说："12年比较好一点。"毛主席便果断地说："那么，农业发展纲要上就改为12年吧！"

原本"农业发展试行纲要"酝酿的目标是"三年预防，五年根除"。苏德隆实事求是地分析了血吸虫病防治工作的艰巨性，认为依靠中国当时的人力物力，在尚未彻底调查清楚血吸虫疫情和钉螺的生态、血吸虫病的传播和发病机制前，短期内是不可能见效的。

1958年开始，苏德隆带领20多位年轻人到青浦开展血防试验田工作。当时青浦有40%的人口感染血吸虫病，患者与钉螺分布区域和整个日本的血吸虫病流行状态差不多。苏德隆将留学英国时学过的统计学知识运用到钉螺的研究中。他对正态分布、二项分布非常熟悉，后来又从二项分布发展到泊松分布，带领学生用泊松分布查钉螺。他反复推演，最后指向了负二项分布。负二项分布是在泊松分布的基础上，发现在有些情况下，钉螺是聚集分布的，它们喜欢一窝窝聚在一起，子子孙孙窝在一起。他带领学生在青浦灭螺，80%的钉螺消灭后，剩下的钉螺就出现负二项分布的情况，也就是聚集分布。在负二项分布中，有一个聚集指数 K，K 与环境、地形等许多因素有关系。朱家角的河岸是石驳岸，居民的房子盖在临河的仙人桩上，这里的钉螺就是聚集分布。

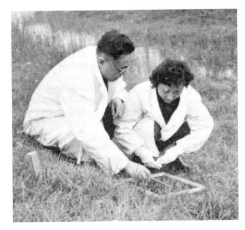

苏德隆用数学方法研究钉螺分布

1963 年，苏德隆发表了论文《钉螺的负二项分布》，这是世界上第一项全面阐述钉螺分布规律的研究成果。然而，开始消灭钉螺时成效显著，后来难度却增加了。怎么来解决这个问题呢？苏德隆还是利用数学原理分析指出灭螺和治疗都存在着指数曲线分布，它们不是直线关系。钉螺消灭以后，指数曲线下降；但如果放松灭螺，曲线又会上升、复原。因此，不能看到钉螺数量一开始下降快就以为很迅速打赢了血防战，根据指数曲线，后期防治速度很快就会慢下来了。

这个理论提出以后，对灭螺和血吸虫病的治疗工作起到了指导作用，帮助人们科学地认识到：消灭血吸虫病不是一蹴而就的，而是要反复灭螺，灭一块，清一块，巩固一块。血吸虫病的治疗也要反复巩固，这样才能彻底消灭血吸虫病。

即使在"文革"期间身处逆境，苏德隆也没有停止对血吸虫病的研究。其间最大的成就是完成了氯硝柳胺防御血吸虫尾蚴的研究，发明了造价低廉的"防蚴衣"。他将氯硝柳胺溶于脂肪酸，制成"防蚴笔"，售价仅几分钱一支，但效果显著，涂擦皮肤后经泥浆摩擦 8 小时仍有特效，后将该溶液用作涂肤防护剂。英国剑桥大学和美国海军纷纷来函，求取配方和样品。他又将氯硝柳胺溶于碱性溶液，浸渍布料，再用适量的酸进行中和，使药物与布料牢固结合，制成裤袜，用于个体防护。这种布料经泥磨、水冲数万次，露天悬挂数月，室内保存30余年，仍能防御血吸虫尾蚴的侵入。氯硝柳胺防御血吸虫尾蚴的研究后获全国科学技术大奖。

上海是在1985年消灭血吸虫病的。估算一下，1957—1985年，除去三年自然灾害和1966—1978年几乎停滞的阶段，上海确实用了大约12年时间消灭了血吸虫病。在此期间，苏德隆1965年在青浦朱家角提出"毁其居，灭其族，防止其流入"的方针，发动群众，抽干河水，铲除浅滩，喷药灭螺，重砌石岸与码头。年近六旬的他和学生、农民一起，把河里一块一块的石头搬开，找出隐藏其下的钉螺，用药物将其杀灭，如此一来，钉螺与水中尾蚴的密度立即减少，在短短的几个月内，朱家角便基本消灭了钉螺。经过坚持不懈，逐步防治，最终送走了"瘟神"。这不啻为我国预防医学史上的一大创举。

饮 水 与 肝 癌

1972年，当苏德隆教授得知江苏省启东县的农民肝癌高发，平均死亡率为每年万分之5时，他再也坐不住了，不顾年近70的高龄，多次骑自行车长途跋涉，亲自前往农村调查。

通过察环境，访病家，他用流行病学方法分析肝癌发病率（死亡率）与饮水类型不同的关系。他发现启东肝癌高发地区处于长江水系末端，水质较差。在同一肝癌高发区，饮用宅沟水者的肝癌死亡率最高，饮用河水者次之，饮用井水与深井水者最低。宅沟水因排疏困难，污染严重。根据流行病学分析，苏德隆认为肝癌高发地区作为饮用水源的宅沟水或者泯沟死水中含有肝癌致病物质。他根据启东和海门地区不同饮用水与肝癌分布的特征，勘察饮水与肝癌的关系。最后，找到一条一面是肝癌高发区、一面是肝癌低发区的分界线，厘清了肝癌高、低发区与饮水的关系。

1972 年，苏德隆提出了江苏启东地区肝癌高发原因与饮用有机氯农药污染的地面水有关的观点，他向启东县领导提出了"改水、防霉、防肝炎"的建议，大力提倡改水源，饮用井水、深井水。启东地方政府采纳了该项建议，全县先后开凿了 13 万口井，其中 80 多口为深井。

1975 年，苏德隆首先提出了"饮水与肝癌"病因的假说。1978 年起，启东县改用井水的居民肝癌发病率有停止增长的趋势，到 1985 年，饮用深水居民的肝癌发病率仅为饮用沟塘水的居民发病率的 1/9，而相邻的海门、南通、如东三县的肝癌发病率却有继续增长的现象。肝癌是性质最为严重的恶性肿瘤之一，用改善环境的宏观控制方法来降低发病率，是肿瘤防病史上的一项突破。

中外不少学者向来认为肝癌的病因是由于乙型肝炎或黄曲霉素所致。苏德隆认为这两项病因假说与启东县调研的实际情况不符，难以用普遍发生的乙型肝炎感染来进行解释。他通过对乙型肝炎感染标志的检验，发现肝癌高发区和低发区的人群在乙肝感染标志携带率上是一致的。肝癌发病率高低不同的人群，其霉变食物和黄曲霉素的摄入量也没有显著的差异，而是与饮用水污染的程度有关。改善饮用水质量后，肝癌发病率明显下降。

1978 年，美国病毒学家梅尔尼克（Melnick）访华时，认为乙型肝炎病毒是肝癌的病因，苏德隆在宾馆和他相遇，当即展开了激烈的争论。梅尔尼克认为中国检测乙肝表面抗原的技术未必灵敏，争论不欢而散，但梅尔尼克在次日的演讲中删除了乙肝病毒为肝癌病因的提法。

1981 年，国际病毒性肝炎大会在美国纽约召开，苏德隆教授应邀参加，并在会上发表了"肝炎与肝癌关系的正反面意见"。诺贝尔奖获得者布隆伯格（Blumberg）认为肝炎为肝癌的必要条件，而苏德隆则表示反对，他拿出大量调查资料，使与会者包括几位诺贝尔奖获得者也提不出反对意见。小儿麻痹疫苗的创始人萨宾（Sabin）博士当场起立发言表示赞成，以后又来信支持苏德隆的观点。关于肝炎与肝癌的病因关系问题，苏德隆曾多次参加国内外辩论。他经常说："谁能拿出令人信服的理由，我就马上放弃自己的观点。""我不愿看到国内肝炎流行，千百万肝炎患者陷入愁云笼罩之中。"

1983 年，国家科委将肝癌病因及其防治的任务下达给苏德隆。接到任务后，77 岁的苏德隆教授不顾年迈体衰以及来自各方的阻力，继续奔走于各个病区乡镇，更加积极努力地探索肝癌与饮水的关系。

他发现肝癌发病率同饮用水中有机氯农药的含量平行，从而启发了他要设法找到水中的致癌物质"X"，并开展对肝癌敏感动物进行有机氯农药的促癌相关佐证试验，他还设计用浓缩不同饮用水的方法来证明水与肝癌的关系。经多方奔走托人，他终于联系到两位水处理专家，想与他们见面商谈如何用他们发明的生物膜过滤污水，来提高可疑致癌物的浓度。

1985 年 4 月 3 日下午 2 时，苏德隆在家门口候车，准备和这两位专家探讨水的浓缩法，以便进一步寻找饮水中致肝癌的物质，孰料遭遇贪玩的青年装卸工无证驾驶突然启动货车，导致苏德隆教授不幸罹难。

在这之后，他的学生俞顺章等继续对饮水与肝癌的关系进行研究，终于在 2003 年发现了水污染的罪魁祸首——藻类植物中含有致癌的毒素节球藻和促癌毒素微囊藻毒素，相关成果获得了国家科技进步三等奖和上海市科技成果一等奖。这个假设最终得以证明，对大力改善居民饮用水水质做出了突出贡献。

此时，距离苏德隆教授最后一次试图寻找饮水中的致癌物质已经又过去 18 年了；而距离他 1975 年提出假设，已经过去 28 年了。

苏德隆教授一生倾注于公共健康和卫生事业。除血吸虫病研究和水质与肝癌发病率关系研究之外，在 1962 年上海的副霍乱、1972 年导致上海 50 万人发病的"桑毛虫皮炎"、20 世纪 70 年代末和 80 年代初宁波和上海两地流行的甲肝等流行病调查中，也都留下了他福尔摩斯般细致敏锐的洞见。

1979 年 3 月，苏德隆参加泰国曼谷召开的世界卫生组织第八届公共卫生学院院长会议。他在会上的两次发言，不仅谈到当前医学教育存在的问题和中国的流行病学教学经验，还谈到了"弥合公共卫生与临床医学的分歧"的问题。这或许是这位顺应国家和人民的需要、成功转型为公共卫生专家的优秀临床医生的肺腑之言。

和苏德隆教授所处的那个时代相比，如今学习临床医学的人或许很少有激情了解预防医学的内容。我们回顾苏德隆教授的研究经历，更应该明白，尽力弥合公共卫生和临床医学之间的裂隙这个问题，在今天仍然有非常重要的意义。

"人生意义何在乎？为人群服务。服务价值何在乎？为人群灭除痛苦。"这是当年颜福庆请黄炎培为上海医学院撰写的校歌中的一句。苏德隆教授用毕生心血，践行了"为人群服务"的医者仁心。

原载于《文汇报》"文汇学人"栏目（2020 年 4 月 15 日），
2020 年 10 月补充修改。

中国公共卫生学建制化起源刍议
——始于认知致病微生物的显微镜时代

方益昉 *

    传统医学群体之外的十三行商人，在巨商伍秉鉴的带动下开启的消灭天花社会攻关模式具有公共性质，承担社会动员能力，实质上担当着改变中国历史的社会责任。

    史称"邱氏世业"，融合传统商业伦理，转化西方新技术，构建社会共享的卫生防病雏形。

    传教医生用短平快的眼科技术充任宗教侍女，一举敲开华夏大门。

    卫生学源自与致病微生物的直接关联，显微镜和显微技术在医学病原体和病理学上的深度介入，跨学科整合化学、统计学和临床医学，将其成果运用于社会管理，并延伸为探索现代意义上的卫生消毒与疾病防治，即公共卫生学。

    苏德隆潜心医学统计学，将我国传统卫生学理论和实践，升华为更理性的流行病学设计方法，以此建立的血吸虫、钉螺和疾病关系，将显微镜和数学方法达成完美结合，短短十几年彻底消灭了我国血吸虫病，并在我国伤寒、甲肝等急性传染性疾病的病原学研究与应用上建立学术范式。

---

* 方益昉：上海健康医学院

　　史料显示，中国公共卫生专业的建制化起点，最迟可以追溯到1909 年的上海圣约翰大学医学院和博济医学堂，即广州中山医学院前身。前者在大四开设卫生学（Hygiene），由文恒理（H. W. Boone MD）校长每周主讲一小时。后者安排在五年级课程上，每周三上午11：00—12：00，由奥尔德特博士（Dr. Oldt）主讲卫生与消毒（Hygiene and sanitation），同时设置的科目包括解剖、生理、化学、内科学、外科学、眼科学、妇产科学、神经科学、治疗学、西药学以及理论和操作学，均为医学专业的必修课程。

　　此前一个世纪，华夏岭南广为流传的医学事件，即 1805 年和 1835年，分别发生在广州十三行"自贸区"的牛痘接种与眼疾诊治，其形式与本质相当接近现代医学领域中的卫生防疫实践。19 世纪 40 年代五口通商之后，清廷海关医务处代理进出口卫生检疫角色。我国首位医学博士黄宽（1828—1878，英译 Wong F. 或者 Wong Fun，字绰卿 Cheuk Hing），参与见证了包括预防鼠疫在内的传染病事宜。

　　遗憾的是，防疫史料遗存极少。目前的医学史从业人员，即使获得境外流入的少量影印资料，但由于把握盎格鲁－撒克逊经典英语和医

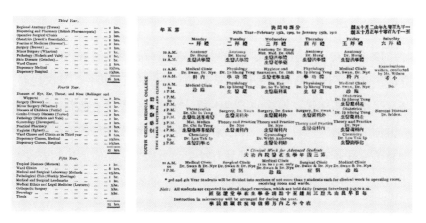

上海圣约翰医学院 / 广州博济医学堂课程安排

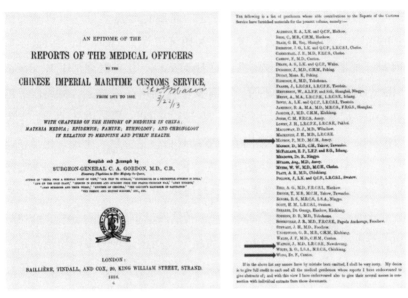

《清国海关医务官员十年报告汇总（1871—1882）》

学基础知识的综合能力不足，有关研究仅仅流于表层的情节叙述，无
力揭示其内在的医学思想深度。

牛痘疫苗的接种

19世纪初，英国医生琴纳发明牛痘疫苗后，嗅觉灵敏的广州商号
立即注意到了该产品与技术优于宋代开始流行的人痘接种。从汉代起，
华夏受困于恶性天花困扰的记载不断，疗效一直不佳。此刻，传统医
学群体之外的十三行商人，在巨商伍秉鉴的带动下开启的消灭天花社
会攻关模式具有公共性质，其具有社会动员能力，实质上担当着改变
中国历史的社会责任[1]。

---

[1] 详见方益昉著《晚清痘师局：商业路径与职业操守》，载于《知识分子》（2016年6月27日）。

　　由商业公行出资设立的痘局，聘请澳门医生皮尔逊培训专业人员掌握牛痘来源、痘种保存和接种技巧等一系列涉及微生物学的理论与技术。在接种、留种过程中，还要消除本地民众担心接种会大伤元气等文化习俗的干扰，同时遵守商业规范，在没有冷链运输知识和技术的条件下，制定和实施从遥远的西半球，历经上百天的海上商贸运输，保证疫苗高效活性的有效方案。

　　痘师们发现，选择疱疹硕大的接种对象，截流保存其牛痘脓浆，可以作为接种其他个体的疫苗。1817 年，邱熺（浩川）编撰《引痘略》，归纳出实用的疫苗留种、扩增与保存方案，其程序细节接近免疫学和细胞学的先驱性工作。这位西方人笔下的 A. Hequa 或 Dr. Longhead 展示的基础研究和防疫实践，影响力大大超越当下的 SCI 科技论文。史称"邱氏世业"，融合传统商业伦理，转化西方新技术，构建社会共享的卫生防病雏形。

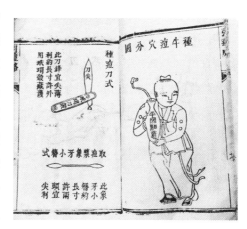

被视为传染病预防经典卫生著作的《引痘略》

传染性眼疾的治疗

　　清代的剃头担子，经营着衙门规定的削发行当，还同时承揽按摩、挖耳、拔牙、刮眉、甚至"刮沙眼"。一把未经消毒的剃刀，刺破无数患者的菌落，暂时缓解眼部症状却加剧交叉感染。19 世纪缺乏抗生素眼药，微生物感染和季节性传播，沙眼衣原体密布，眼睑水泡成灾[1]。

---

[1]　Eric Jay Dolin: When American First Met China，Liveright 2012.

有些匠人甚至将泪腺剔除，妄言根除内毒外侵，继而炎症反复组织增生，严重者危及角膜甚至失明，眼疾在人群中泛滥成灾。

1835年11月4日，帕克在十三行猪巷3号，即新豆栏7号丰泰行设医局，其首日工作志记载："一共来了4位求诊者。一位双眼全瞎的女性，另一位双眼视力几乎丧失，但不忍告诉患者，恢复视力渺茫，几乎没有治愈可能，声称竭尽努力。还有一位25岁的慢性红眼炎症，一位双眼翼状胬肉，伴右侧上眼睑内翻患者。"

仅一年时间，帕克诊治患者数千名。作为首位以医生名义来华的宗教传播者，有效扩大了影响力。传教医生用短平快的眼科技术充任宗教侍女，一举敲开华夏大门。1844年，英国外科医生雒魏林在上海老城打出的诊所广告，也从眼疾治疗入手，将诊所逐步发展为上海最早的仁济医院。眼科传教法宝被后来者屡试不爽。

据美国国立研究院的医学史研究报告揭示[1]，传教士抓住晚清流行传染性眼疾的机会，从培训本土眼科人才、关注常见病、贴近百姓急需的诊疗路径切入，事实上难以否定医疗性传教对当时百姓的健康促进作用。

显微技术开启公共卫生事业发展之路

这样看来，一些历史学家空谈卫生概念，牵强附会地以遥远的《庄子》为源头，"南荣趎曰，愿闻卫生之经而已矣"。也有引用傅云龙在1887年赴日本考察后所作《卫生说》，皆属学术误会[2]。卫生学的来源与致病微生物直接关联，显微镜和显微技术在医学病原体和病理学

［1］ Chi-Chao Chan etc，The First West-Style Hospital in China，Arch Ophthalmol，129（6）：791-797.
［2］ 余新忠.清代卫生防疫机制及其近代演变，北京师范大学出版社，2014.

上的深度介入，跨学科整合化学、统计学和临床医学，将其成果运用于社会管理，进一步延伸探索现代意义上的卫生消毒（hygiene and sanitation）和疾病防治，即公共卫生学。我国从上海等大城市开始，率先在集市等公共场所建立日常采样与检疫报告制度[1]。

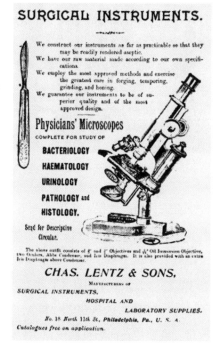

晚清医用显微镜广告

19世纪80年代，现代医学院校和医学教育者极其重视微生物与疾病的关系，在传染病的病因学和传播途径上取得长足进步，在学科建制上将致病微生物技术作为公共卫生核心方法。曾任国际热带传染病协会主席的著名学者孟生（Patrick Manson，MD.）大夫长期驻留香港提供医学服务，并深入中国内地现场采样研究，后期还出任香港华人西医书院教务长，培养出了孙逸仙等本土医学博士。

在那个重视显微镜，与如今崇拜医用机器人一样的年代里，显微镜诊断成为细菌学、血液学、泌尿学和病理学的主要依据。医学院课程中，掌握了显微镜技术，就是把握了病原和病因，无论是对切断传染途径，还是对症下药，均有极大的参考价值。即使在普通的护理学校，女生们也被广泛传授显微技术[2]。虽然当时男女全面平等的时代还

---

[1]　详见方益昉著《19世纪中国公共卫生起步一瞥》，载于《文汇报》"文汇学人"栏目（2019年2月22日）。

[2]　C.S.F.Lincoln: School of Medicine, St John's University The China Medical Journal, May 1909.

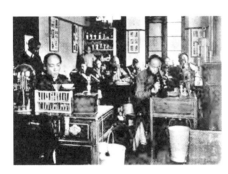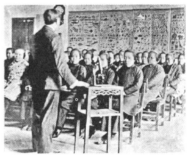

上海圣约翰大学医学院与普通护校均讲授医学显微诊断技术

尚未来临，但医学技术率先成为男女学业平等的切入点。

　　1885 年 5 月，我国第一位医学女博士金韵梅以第一名的成绩毕业于纽约女子医学院。她的学术研究论文《病理样本的显微成像》发表在 1887 年的《纽约医学学报》上，成为名副其实的医学专家[1]。这一年，我国早期西医执业医师黄宽、关韬、何启、孙逸仙，或去世，或改行，或在学，而华夏西医顶尖代表，竟是一位年方 23 岁的女性。

　　清末民初，传教士开设的西式医院逐步注意到将患者集中在宽敞与通透的病房中统一管理，乃是切断致病微生物传染的最经济的途径，是避免疫情全面爆发的合理有效方案。因陋就简，因地制宜，从大量实战经典案例上达成普遍共识。

　　1911 年，年轻的海归医学博士伍连德在东北成功领导民众抗击鼠疫，通过在显微镜下的病理解剖，发现东北鼠疫有别于以往所知的腺鼠疫，而是一种经空气中唾沫传播的肺鼠疫。可通过极端手段隔离人群，实现火葬销毁致病源，达到控制疫情的终极目的。

　　与伍连德同时代的上海圣约翰大学医学院高才生颜福庆毕业后继续赴英美留学深造，最终在哈佛大学获公共卫生学位。回国之后，他

[1]　方益昉.西医东渐中的社会密码：从牛痘接种到医政启动，上海大学出版社，2020.

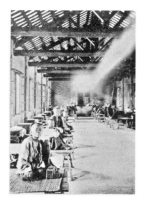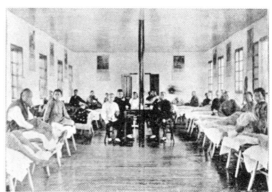

《博医会报》上的传染病隔离救治实景

对私人行医执业获取高收入并不热衷，却择机在上海吴淞设立卫生防疫机构，着眼改善人群的整体健康水平。这种关爱天下众生的行医理念，在颜福庆 1927 年创建的国立上海医学院中得以充分推广。

颜校长要求其得意门生苏德隆从事公共卫生而非临床执业。苏德隆果然不负众望，成功发现并提炼抗微球菌素，还获得了哲学博士学位。同时，苏德隆潜心医学统计学，将我国传统卫生学理论和实践运用到更为理性的流行病学设计方法中，以此建立的血吸虫、钉螺和疾病关系将显微镜和数学方法达成完美结合，短短十几年彻底消灭了我国血吸虫病，并在我国伤寒、甲肝等急性传染性疾病的病原学研究与应用上，建立学术范式。

苏德隆及其团队成功主导了新中国公共卫生教育的建制化和国家防疫体系的完善，并与全国同行一起，将我国公共卫生学延伸到关注肿瘤、心血管、老年退化性疾病、职业病和环境因素导致的现代疾患等领域，升华到预防医学层面。

跋
好医生是如何炼成的——医学追问与人文诠释

方益昉

照说，无论在学术成就上，还是年龄辈分上，当今妇产科学界的权威郎景和院士，都值得我敬仰。然而，在与郎院士相识、交往的过程中，我却没有请他吃过一顿饭，没有赠送他一份礼物。郎院士业余时间爱好铃铛收藏，且收藏的是医用铃铛，俗称"虎撑"。因此，我一直想在世界各地商贩云集的纽约市找到一只与众不同的铃铛，为院士的藏品增添新的品种，却至今未能实现。虽有遗憾，但却让我对传统的君子之交所包含的价值观有了最为切身的体验。

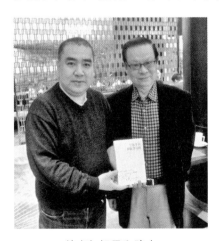

笔者与郎景和院士

首次与郎院士畅谈，是在某次学术会议的早餐桌上。他了解到我的学术背景和师承渊源后，亲自回宾馆客房取来新作《一个医生的非医学词典》赠送给我，并签名与我合影留念。

"这本所谓的词典，可以认为是对社会、人、事物的一种另类思考。我想把它写成一种后现代文化与智慧的表达，一种脱俗的、似不经意的，但应该是深刻、泼辣的理性认识。它也许是一种调侃，却绝非庸俗的幽默。它可能看似怪异，但却着力维护人性，维护真、善、美，揭露虚伪、空话、大话、套话的假、恶、丑，用意在于分清是非，明辨荣辱。"

郎院士深感职业职责在肩，即使公务繁忙，还是逐字重新诠释了近 1 000 条幽默、深刻、专业的或者与专业相关的汉语词汇。"这词啊，就是表达个事儿，说个念想，理解各有不同，无需求其证定、共识。"这本书旨在针对长期医学训练造成的职业拘谨和意识封闭，强调人文关怀和素质修养，形成非医学词典的学术价值和魅力特征，举例如下：

"医院"：患者的十字路口，所以，通常用十字作标记。

"医生"：一些病是不需要治的，一些病是治不好的，只有某些病是可治或可治好的。因此，我们只是有时治病，常常只是帮助，却总是安慰。

"尿控"：就是控制排尿，如控制不佳，即为尿失禁。尿控与言控（就是控制说话）可有关系？所谓幼稚，就是既憋不住尿，也憋不住话。所谓不够成熟，就是憋得住尿，却憋不住话。所谓成熟，就是既憋得住尿，也憋得住话。所谓过度成熟，或者衰老，就是憋得住话，却憋不住尿了。

当下建制化的科班医学训练中，从未涉及非医学词典的精彩诠释与思辨。有关医学实践的困扰、伦理、情商、常识、沟通等关键内容，正是当下医学界的空白所在，而充实这方面知识内容，理解领会非医学词典的精彩诠释，在一定程度上比搞几项实验室研究，写几篇 SCI 论文，更具有现实意义。

于是，我放下手头所有事务，迅速阅读、消化原著，用心撰写书评，将好医生归纳成三个层次，并立即刊登在《文汇读书周报》上。

首先，心怀生命敬畏，程序接诊，反对过度治疗的，就是雪中送炭的好医生，他们暂时处于医学匠人的基础层面，却是普天大众急需的，拥有悲天悯人菩萨心肠的，在危难时刻救死扶伤安抚心灵的悬壶济世者。

其次，在上述这批整日忙碌于治病救人的医学匠人中，从来不乏精力旺盛以致精益求精、悉心探索医学前沿者，他们无需授衔，即自动升格为医学精英。世俗社会不能刻意要求每位医学工作者都去额外付出，成为攻克疑难杂症的智者与圣人。但是，能使那些严重威胁人类社会生存状况的疾病，比如传染病、心脑血管疾病、恶性肿瘤等的发病率下降、死亡率下降，以及提高生存质量，确实离不开这批医学精英的努力，病人及其家属将其奉作恩人，实不为过。

再次，具备人文情怀与哲学素养的医学精英少之又少。到达这个层面不仅需要医生的个人悟性，更需要工作条件与历史机遇。在以论文数量、病床周转、甚至微笑程度作为评价体系的医疗体制设计中，恐怕最终难以培养出高水平的医学领军大师。一个摆脱了杂务羁绊的医学精英才有可能最终升华，进入宏观豁达、善于将技术与人文和谐交融的艺术境界。

科学原则和人文原则是优秀从医人员必须兼具的"二则"，同时还需拥有心地善良、心路清晰、心灵平静等"三心"，以及仁性、悟性、理性、灵性等"四性"。回答"好医生在哪里"的世纪追问，答案在于考察良医的术外功夫，即聚焦其非医学素养的历练与功力。

次年，还是在学术会议的早餐桌上，郎院士不仅当众表扬我的书评，而且还立即为我布置回家作业，考证中国第一位男性妇产科医生是何许人也。因为一直以来，社会对妇产科男性医生的成见颇深，认知也有所偏差。

郎院士一生致力于妇产科学术事业，并以一身正气驻守在医学伦理的前沿阵地与思想高地，与历经科班训练的业界同仁一样，对此非议均不以为然。在我求学的年代，医学院有其训练规范，学生一般未满 20 岁就已修满本科基础科目。来年新学期的首日课程安排是，上午聆听 3 小时妇产科总论，临近下课被临时告知，午餐后全体去妇产医院见习。

学生们带上崭新的白大褂来到门诊大厅。助教将男女同学分组搭配领进妇科诊室，面对就诊的女患者，学生们认真地把课堂知识在实际临床中重温了一遍。而对于医学院的男生而言，见习的重要性还在于，在院方的科学引领下，他们经历了一个由男生到男医生的历史性转折。

如此紧凑地安排妇产科初次见习的目的在于，如果日后该男生出任妇产科医师，其潜意识中就会埋下职业心理暗示，即白大褂下只有医学服务精神，只有恪守医生的职责。这种设计出乎大众的凭空臆想，其方式融合了行为心理学与伦理学成果，运用于妇产科男性医生的心理素质培训，富含奥斯勒经典医学教育思想和技巧。

年年岁岁一瞬间。后学与郎景和院士的交往恬淡如水，在安静的学术氛围中获得享受，并得以延伸到《好医生是如何炼成的——医学名家论"病·人"》的策划、约稿、编辑、付梓等细节过程。人文医学与医学人文，看似寓意区别不大，却意在阐述截然不同的思考重点。或许，有意诠释医学人文的学者不少，但有能力谈透人文医学的，非借助医学常识的积累不可了。

好医生的修炼，终究归功于人文精神之于医学技术的慢火升华。

2019 年初冬于湾畔

2021 年秋修订